50歳なのに
35歳に見える女《ひと》
65歳に見える女《ひと》

Ikuko Ikeshita
池下育子

PHP

はじめに

今、デジタルの情報に振り回されている40代から50代のあなたへ。「体重が若いころより10キロ増えた」とか「どうせこの歳になってしまったんだから今さら」と、体重や年齢など目に見える数字に落胆して開きなおるより、心と身体を意識して暮らしてみませんか？

年月に流されて甘えて生きていくのはある意味ラクなことです。しかしそれでは心も身体もどんどん衰えていきます。

本書では、「なぜ人によって印象年齢が違うのか」から、「肌や体型に表れてしまう習慣や心のもち方との関係性」まで、人生後半を心も身体も健やかに生きていくための、スローエイジングの方法を提案しています。

紹介する項目はほとんど35歳に見える女《ひと》・65歳に見える女《ひと》の習慣を比較して紹介していますが、決して〝若づくりのための指南書〟ではありません。若い女性が輝かしいのではなく、「女」である人生そのものにエネルギーを費やすことが、あなたを輝かせるということに気づいていただきたいのです。

凛とした心を持ち、最高の笑顔がこぼれるような毎日を送ることができれば、いつまでも女性として輝き続けることができるようになるでしょう。

本書がその一助になることを願っています。

池下育子

50歳なのに35歳に見える女《ひと》　65歳に見える女《ひと》　もくじ

2章　油断は「体型」に出ます

3章

ちょっとした習慣で体内から「加齢」を防げます

4章 心のもち方が若さとキレイの決め手です

編集協力：石原順子
本文イラスト：OXygen
組版：朝日メディアインターナショナル株式会社
装幀：こやまたかこ
装画：Eisfrei/Shutterstock.com

序章

なぜ、人によって「印象年齢」がこんなにも違うの？

女性なら誰しも若く見られたいもの……。年齢を打ち明けた時に「見えませんね」と言われたり、久しぶりに会った知人から「変わらないわね」と言われたりすると、お世辞とわかっていてもうれしくなります。

女性が抱く、いつまでも、若く、美しくありたいという思いは、20代であっても、50代であっても、変わらないのではないでしょうか。

50歳といえば、70年前の日本では国民の平均寿命だった年齢です。しかし、今では、「人生の折り返し地点をちょっと過ぎた頃」という意味で、「ミドルエイジ」と呼ばれる年代に様変わりしました。

実際、テレビや雑誌を見ていると、「えっ？　本当に50歳？」と疑いたくなるような見事なスタイルや、シミもシワもない美肌を保ち続けている女優さんやモデルさんの姿を目にします。自信に満ちた態度、生き生きとした表情の彼女たちを見ると、憧れを覚えるのと同時に、「私もがんばらなくちゃ」と思いますよね。

一方で、同年代なのに、老けて見える女性もいます。メイクにもヘアスタイルにも気をつかわず、いつも疲れた様子で、表情も暗く、口を開けば愚痴ばかりの人……。あなたの周りにもそんな人、いませんか。

同じ年齢でも、女性の「印象年齢」は、人によって大きく違って見えるのです。

「印象年齢」は自分で決めている

50代といえば、仕事や家事、介護に追われ、多忙を極め、ストレスがたまり、そろそろ健康不安も覚え始める年代です。更年期にも差しかかるため、心身の不調が生じる人も少なくありません。なかには、「美しさ」や「若さ」を追求する心の余裕も、時間の余裕も、お金の余裕もないという人もいるでしょう。

経済的にも精神的にもゆとりがあり、エステやジムに通い、「自分磨き」にいそしむ芸能人の真似なんてできないといわれればそれまでです。

しかし、エステやジムに通わなければ、「美」や「若さ」を追求することはできないのでしょうか。

私はそうは思いません。今の生活スタイル、心のもち方を少し変えるだけで、「印象年齢」を変えることはできます。

おそらく、その人の「印象年齢」というのは、周りの人が決めているのではなく、本人が決めているのです。

「私はもういい年齢だから、キレイになんてなれない」と思ってしまえば、そのような「年齢」にしか見られません。一方、「私は実年齢なんて気にしない。いつまでも甘えすぎず若々しくありたい」と思って過ごしていれば、はつらつとした若さを保てるのではないでしょうか。

まず、「いつまでも美しく若くありたい」と、自ら思う気持ちが大切だということです。そういう気持ちをもつことは、どんなに多忙であっても、経済的な余裕がなくても、可能だといえるでしょう。

次に、自分が目指す「美」とは何かを考えましょう。「美しさ」「若さ」は見た目だけの問題でしょうか。「見た目」を若々しく、美しくするだけなら、それこそお金と時間をかければ何とかなります。しかし、ミドルエイジが目指す「美しさ」が「見た目」だけというのでは、あまりにも薄っぺらな感じを受けます。

50年間の人生で培ってきた人格や人間性も、美しさをつくり出す要素にすべきではないでしょうか。

この年齢にならなければ出せないような、内面から醸《かも》し出される魅力、美しさを追求してほしいと思います。それは、20歳や30歳の女性にはない、深みのある美しさだといえます。

無理をせず、自然に美しくなる

一時、「美魔女」がブームになりました。一般の女性が、プロのタレントやモデルのように美容にお金をつぎ込み、徹底した生活管理と美しく見せるためのトレーニングに励み、それこそ「魔法」をかけたように、年相応には見えない「外見」の若さと美しさを手に入れ、世間からもてはやされました。

しかし、一家の「お母さん」を「美魔女」にするためには、家族の献身的な協力が不可欠です。本人ばかりか家族も巻き込み、みんなが「お母さん」を美しくすることを最優先にして手にすることができた「美」。そんな「美」には危うささも感じられます。

私が提案するのは、「美魔女」のような徹底した美の追求ではなく、自然な「お母さん」のままでいながら、少しだけ若々しく、美しくなるという目標です。キーワードは、「無理をしない」ということ。美しくなることにのめり込みすぎて、自分の生活や仕事、家族を犠牲にしないことが大事です。

現在の生活を壊すことなく、自然体により近く、心身を健康に保ちながら、少しだけ「上」を目指すのであれば、無理なく取り組めます。

心のもち方や意識をポジティブに変えて、生活に楽しみを見つけ、「なりたい自分」をイメージし、人生を豊かにしてみませんか。そのような生き方を続けることができれば、「印象年齢」も自然と若々しく見せることができると思うのです。

本書では、50歳の女性が健康を損ない、老化を速めてしまうかもしれない習慣や考え方を「65歳に見える女《ひと》」、健康を維持し、若さを保てる習慣や考え方を「35歳に見える女《ひと》」として紹介しています。

肌が乾燥気味なので洗顔法や入浴法を見直してみる、おなか回りが気になり始めたので運動やストレッチを始めてみる、冷え性を改善するために生活習慣を変えてみる、人の意見に素直に耳を傾けてみる……。どんなことでもいいですから、今日から、まずひとつ実践してみてください。

今より、「見た目」も「内面」も若く、美しくなることで、自分のことがもっと好きになれるはずです。そうなれば、これからの人生ももっと充実させることができるでしょう。

1章　その生き方は「肌」に出ます

65歳に見える女《ひと》
シミ・シワを隠している
35歳に見える女《ひと》
シミ・シワを気にしない

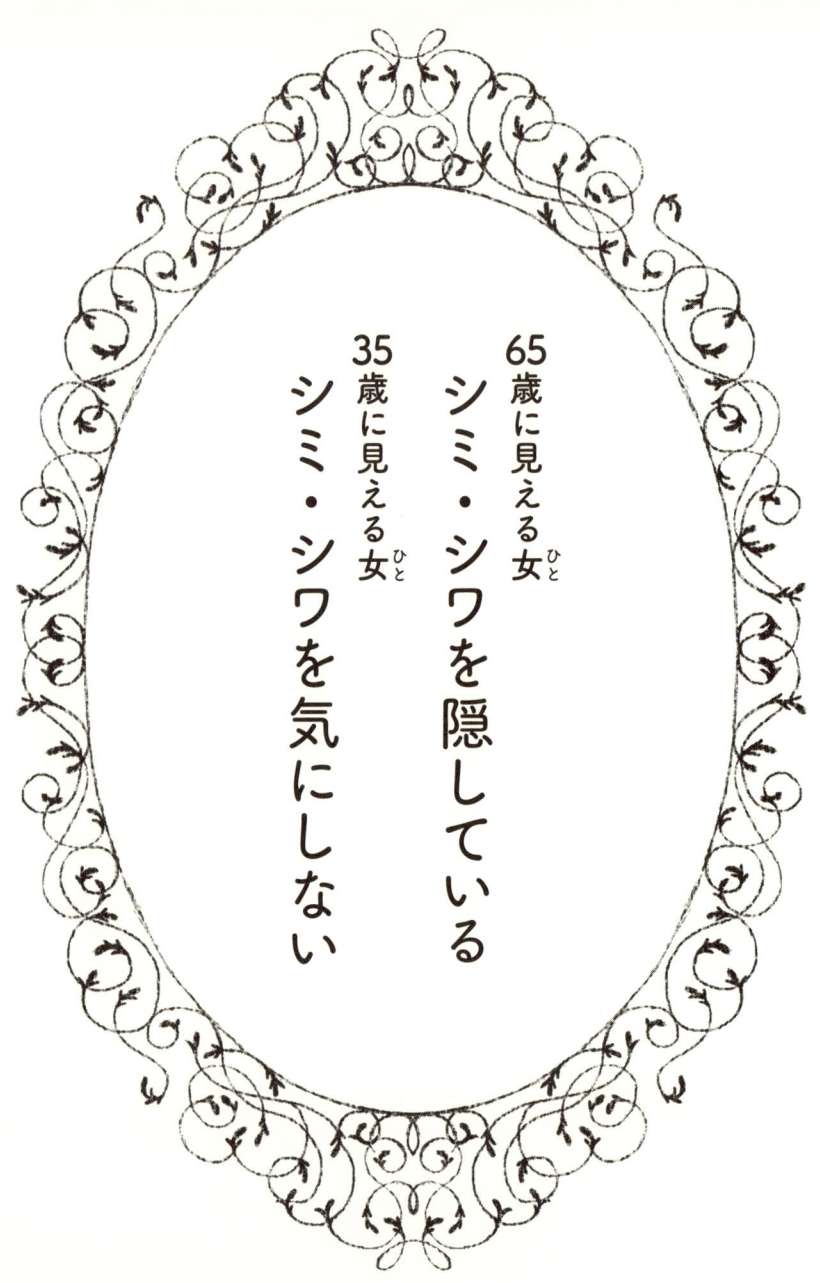

年齢とともに、肌に増えてくるシミやシワ。シミは、皮膚の新陳代謝（ターンオーバー）の周期が乱れ、再生に時間がかかることでできやすくなります。また、シワは、筋肉の老化や、皮膚のハリを保つコラーゲン、潤いを保つヒアルロン酸などが減少することによって生じます。

鏡に映した素顔を見て、点在するシミやくっきりと刻まれてしまったシワが気になることがありますよね。そこで、まず思いつくのは、それを「隠すこと」ではないでしょうか。メイクの時に、下地をたっぷり塗り込んだり、ファンデーションを厚塗りしたりして、シミやシワを隠そうとしていませんか。

しかし、下地やファンデーションの塗りすぎは禁物です。時間が経つと、肌の表面に皮脂が浮いてきたり、表情変化に応じて筋肉も動いたりするため、メイクが崩れやすくなり、かえってシミやシワが目立ちやすくなってしまいます。

シワを目立たなくさせるには、明るい色の下地を使い、ファンデーションはスポンジで軽く叩くように塗り込んでいきます。シミを目立たなくさせるには、パウダーよりもリキッドタイプがおすすめですが、あくまで厚塗りにならないよう、薄く伸ばすことがポイントです。

シミやシワを増やさない心がけを

しかし、こうした「小手先のメイク術」には限界があります。シミやシワをある程度目立たなくすることはできますが、完全に消すことはできません。

そこで、私がおすすめしたいのは、シミやシワを「隠す」のではなく、シミやシワがあっても「気にしない」気のもち方です。50歳にもなれば、シミやシワができるのは当たり前。シミやシワを気にして、自分に自信がもてないと、気分や表情が暗くなり、いっそう老け込んで見えます。

どうにもならない、できてしまったシミやシワのことで、くよくよ悩むのはやめましょう。むしろ、これ以上、シミやシワを増やさないようなスキンケアや生活習慣に取り組むほうが、よほど建設的です。そして、そういう姿勢をもっている「前向きな人」でいるほうが、はつらつとして見えるのではないでしょうか。

シミやシワを増やす原因には、加齢のほかに、紫外線の影響と皮膚の乾燥があげられます。紫外線対策の要《かなめ》は、日頃から、直射日光をできるだけ浴びないようにすることです。日傘などで日陰をつくるようにするほか、肌にはＵＶカットの下地やファンデーションを使いましょう。

また、肌乾燥を防ぐために、保湿液や保湿クリームを塗ることや、洗顔をしすぎないことも大切です。

このほか、生活習慣では、ストレスを避け、睡眠を十分にとること、禁煙すること、食事にビタミンCを多く取り入れることなどがすすめられます。

ストレスをためないこと、睡眠をしっかりとることは、皮膚の新陳代謝を促進することにつながります。また、喫煙習慣は、皮下のターンオーバーを遅くし、血行を悪くするため肌荒れやシミ、シワの原因となることがわかっています。禁煙を心がけることは、健康面からも極めて重要です。

ビタミンCには抗酸化作用があり、肌老化を防ぐ効果が期待できます。ビタミンCを多く含む、レモン、キウイフルーツ、イチゴ、ジャガイモ、ホウレンソウ、小松菜などの摂取を心がけましょう。

キレイを保つための習慣

シミ・シワ予防には紫外線と乾燥を避ける

65歳に見える女《ひと》
冷たい肌にメイクする

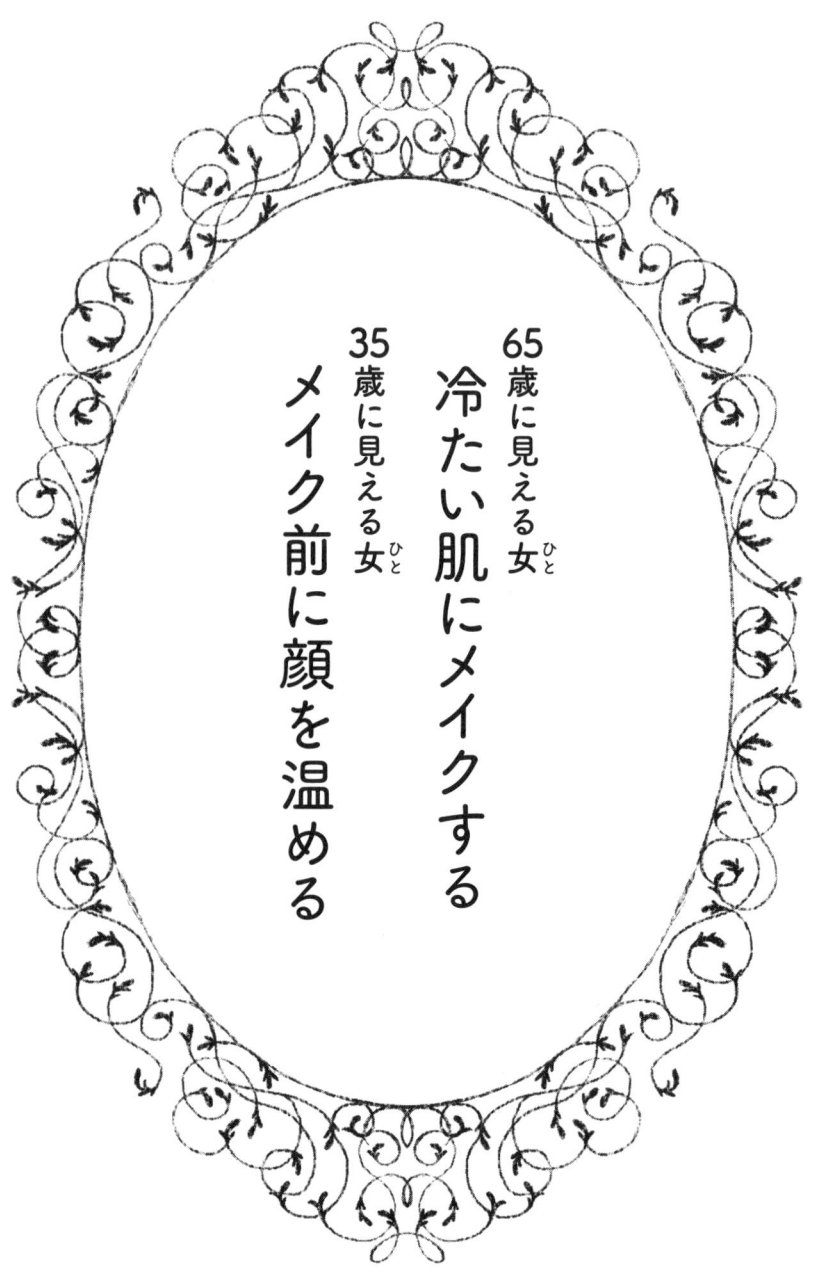

35歳に見える女《ひと》
メイク前に顔を温める

朝の忙しい時間帯。冷たい水で洗った顔に、すぐにメイクしていませんか。肌が冷えた状態ではローションや美容液、下地、ファンデーションなどの伸びも悪く、なかなか肌になじみません。そのため、化粧品をたっぷりのせることになり、結果として厚化粧になってしまうのです。

「厚塗り」すると、老け顔に見えやすくなるだけでなく、皮膚にも負担がかかり、肌老化を速める原因にもなります。

冷えてこわばった肌を温めて柔らかくするためにおすすめなのが「蒸しタオル」。洗顔後に、蒸しタオルで顔を温めましょう。

蒸しタオルの作り方は簡単です。フェイスタオルを濡らして固くしぼり、顔にちょうどのる大きさにたたんで、電子レンジに入れ、５００Wで1分間加熱すれば出来上がりです。

加熱後、タオルを顔に当て、手で押さえるのがコツです。皮膚の表面を傷つけてしまうので、ゴシゴシこすらないようにしましょう。蒸しタオルは、完全に冷める前に顔から外します。季節にもよりますが、30秒～1分を目安と考えます。

皮膚が温まり、柔らかくなったところで、ローションや美容液を塗ると、肌によく浸透し、しっとりとなじみます。これで、下地やファンデーションのノリもよくなります。

「冷え顔」は肌老化を速める

体を冷やすのは健康によくないということは皆さんもご存じでしょう。実は、冷やしてはならないのは、顔も同じです。

顔を冷やすと血流が悪くなり、皮膚の新陳代謝が衰え、シミやシワができやすくなります。また、血流が悪くなると、老廃物や余分な水分がたまりやすく、肌荒れやむくみの原因にもなります。肌色もくすみやすく、老けた印象になってしまいます。

こうした「冷え顔」を防ぐためにも、入浴時も、蒸しタオルで顔を温めるとよいでしょう。ほかには、クレンジングの前（毛穴が開き、汚れをしっかり落とせる）や、就寝前（リラックス効果がある）にもおすすめです。ただし、蒸しタオルで顔を温めた後は、肌が乾燥しやすくなるため、乳液や保湿クリームなどを塗って、保湿対策をとることも忘れないようにしましょう。

「冷え顔」予防には、フェイスマッサージも効果的です。リンパの流れに沿って老廃物を押し流すようにマッサージすれば、血流がよくなるだけでなく、目尻や口角が上がり、フェイスラインもすっきりさせることができます。

額は中央からこめかみに向かって、一定の間隔で、指で押さえます。口の回りは、あごの下↓口角↓鼻の下の流れに沿ってマッサージします。あごは、あごの先端から耳の下までのラインに沿って、指で押し上げます。

目の回りは、目尻から目頭に向かって、中指の腹でやさしくなでながら一周します。頬は、3本の指の腹を使い、小鼻の横からこめかみに向かって、頬の筋肉をつり上げるようにマッサージします。

マッサージをする時は力を入れすぎないように注意しましょう。肌を強く押さえたり、こすったりすると、角質層が傷ついてしまいます。やさしくマッサージするよう心がけます。

キレイを保つための習慣

蒸しタオルやマッサージで血行を促進する

65歳に見える女《ひと》
「しっかり洗顔」を
徹底している
35歳に見える女《ひと》
「ほどほど洗顔」を
心がけている

肌の汚れを落とし、オイリーなテカリやべたつきを解消するためにも欠かせないのが洗顔。しかし、洗顔のしすぎや間違った洗顔方法は、皮膚の角質層を傷つけてしまい、シミやシワ、乾燥肌の原因となり、肌老化を速めてしまいます。

では、肌にダメージを与える洗顔のしかたとは、どんな方法なのでしょうか。

おすすめできない洗顔法をひとことで言えば、「しっかり洗顔」です。

意外に思われるかもしれませんが、汚れを徹底的に落とすために、洗顔料をたっぷり使ったり、肌を指でゴシゴシこすって洗ったりすると、角質層を傷めてしまいやすいのです。特に、肌に強い摩擦を加えるスクラブ洗顔は、肌の薄い方には日常的にはおすすめできません。

また、熱いお湯で洗ったり、シャワーをじかに肌に当てたりするのも、肌に強い刺激を与えるため、避けるべきです。

こうした「しっかり洗顔」は洗い終わった後のさっぱり感があり、キレイになった実感を覚えることはできますが、皮膚の保湿成分であるセラミドやＮＭＦ（天然保湿因子）も一緒に洗い流してしまうことになります。洗顔後、肌表面がつっぱるように感じられるのは、保湿成分が失われた証拠です。

このほか、洗顔料をたくさん使うと、すすぎ残しが出やすくなります。ほとんどの洗顔料の成分は、皮膚に刺激を与えるため、敏感肌になるおそれがあります。使いすぎにも気をつけましょう。

洗顔は1日2回まで

このように、念入りに洗顔すればするほど、肌にダメージを与え、肌老化を進めてしまうことになります。一般的に、洗顔料を使った洗顔は1日1回で十分、多くても1日2回が理想的でしょう。

皮脂汚れには洗顔料が必要ですが、汗やほこりなどは、ぬるま湯で十分洗い流せます。皮脂は、外的刺激から肌を守るバリアの役割をしており、すべての皮脂を洗い流してしまうと、肝心のバリア機能も低下させてしまいます。

洗顔料はよく泡立ててから、顔全体にのせ、指や手のひらが直接顔に触れないイメージで、やさしく洗いましょう。

洗顔後は、手のひらですくったぬるま湯を顔に浸すようにしてすすぎます。すすぎの回数は20〜30回が目安。ずいぶん多いと思われるかもしれませんが、一度に顔全体をすすぐのではなく、何回かに分けて、顔の部分をていねいにすすいでいきます。すすぐ時も、指や手のひらで肌をこすらないことがポイントです。

すすぎの後は、清潔な乾いたタオルで、顔を軽く押さえるようにして水分を拭き取ります。この時も、肌をこすらないように気をつけましょう。

そして、洗顔後、皮膚から水分が蒸散すると乾燥してしまうため、すぐに保湿クリームなどを塗って保湿します。

このように、こすり洗いもしない、熱いお湯も使わない、洗顔料も少なめ、回数も1日1回の「ほどほど洗顔」が、肌を若々しくするのではないでしょうか。

なお、肌の刺激を避けるために、洗顔料を一切使わない、「水・お湯だけの洗顔方法」を提唱している人もいますが、皮脂汚れは水だけでは落ちにくく、洗顔料を使ったほうがキレイに落とせます。余分な汚れは落とし、必要な皮脂を残しておくために、洗顔料を使った洗顔の回数を増やさないことがポイントです。

キレイを保つための習慣

肌への摩擦、刺激を極力抑えた洗顔を

65歳に見える女《ひと》
化粧水で
水分補給をしている

35歳に見える女《ひと》
保湿クリームで
油分補給をしている

50代になると、30代、40代の頃と比べ、乾燥肌の悩みをもつ人が増えてきます。皮膚が乾燥していると、メイクのノリが悪くなるだけでなく、シワやくすみの原因にもなります。

乾燥肌の人が陥りがちなのが「水分補給」。皮膚に水分を与えるためにと、化粧水をたっぷり肌に塗ったりしていませんか。実は、乾燥肌の人の皮膚に求められるのは、「水分補給」だけではなく「保湿」なのです。乾燥肌では、水分が不足しているのではなく、水分の蒸散過多が生じているということです。

乾燥肌に、化粧水などでいくら水分を与えても、皮膚の表面からは水分がどんどん蒸散していってしまいます。水分を与えすぎることによって、その水分が蒸散する時に、皮膚の中に保持されていた水分も一緒に蒸散してしまうため、水分保持力がより低下してしまうのです。

つまり、水分を与えすぎると、かえって乾燥肌が悪化してしまうということです。では、皮膚の水分を蒸散させないための保湿対策として、どのような方法が有効なのでしょうか。

保湿ケアのポイントは、肌にバリアを張ることです。バリアをつくる方法としては、保湿クリームや乳液など、油分を含むスキンケア用品を肌に塗る方法がベストです。保湿クリームや乳液に含まれる油分が肌を覆い、バリアとなって、水分の蒸散を防いでくれるのです。

化粧品の「重ね塗り」は逆効果

なかには、「化粧水→美容液→乳液→クリーム」のように高価な化粧品を丹念に塗り重ねて、「スキンケアの達人」を自称する人もいますが、「重ね塗り」は皮膚に負担をかけ、肌老化を速めるだけです。

保湿目的で塗るなら、乳液か保湿クリームのどちらかだけで十分です。

また、肌をこする行為も、角質層を傷つけ、乾燥肌を悪化させます。洗顔時、顔をタオルなどで拭く時、化粧品などを塗る時も、できるだけ摩擦は避けるようにしましょう。

同じ理由で、乾燥肌の人には、顔マッサージもあまりおすすめできません。

乾燥肌を防ぐには、肌への摩擦や熱などの刺激をできるだけ少なくすること、室内の乾燥を防ぐこと（加湿器の使用など）、そして、保湿クリームなどによる肌の保湿対策をしっかりとることです。

また、乾燥肌は顔だけでなく、全身に起こるものです。肌の乾燥が進むと、皮膚を保護する機能が低下し、外部刺激（紫外線、温度変化、乾燥、雑菌など）に反応しやすくなって、敏感肌になるおそれがあります。敏感肌になると、かゆみや湿疹、肌荒れなどが起こるようになります。

全身の乾燥肌予防には、入浴時に熱いお湯は避ける、長時間浴槽につからない、ボディソープや石けんを使いすぎない、体を洗う時に皮膚を強くこすらないといった配慮が必要です。

このほか、肌に直接触れる衣服や寝具選びも重要であり、肌に刺激の少ない素材のものを選ぶことが大切です。摩擦の大きいウールや、静電気の起こりやすい化繊のものは避け、コットンやシルクを選ぶことがすすめられます。

全身のスキンケアでも、保湿クリームによるバリア機能の強化が不可欠です。

キレイを保つための習慣

油分で肌のバリア機能をアップさせる

65歳に見える女《ひと》
シャンプーで
髪を洗っている

35歳に見える女《ひと》
シャンプーで
頭皮を洗っている

50歳前後になると、髪の悩みも増えてきます。白髪が増えた、髪が細くなりハリやコシがなくなった、抜け毛が増えてボリューム感がなくなった等々……。こうした髪の変化は、加齢に伴い、女性ホルモンが減少して生じるもので、防ぎようがありません。

例えば、白髪は、早い人では20代から始まり、30代後半で5～6割、50代では9割以上の人に白髪があるといわれています。毛髪の本数や太さも、30代後半から衰え気味になり、髪質もしなやかさが減り、もろくなることがわかっています。

しかし、加齢による変化を受け止めながらも、正しいヘアケアを心がけることで、髪の老化を遅らせ、健康に保つことができます。

髪のお手入れの基本は、シャンプーです。皆さんは、シャンプーは「髪を洗う」ものだと思っていませんか。シャンプーを髪につけてから泡立て、髪全体に泡が行き渡ったところで、すすぐ。そんなシャンプー方法を実践してきたのだとしたら、今すぐ変える必要があります。

シャンプーはそもそも、「地肌を洗う」ものなのです。地肌を洗うついでに、髪も洗っている。そういうつもりでシャンプーをしてみましょう。

シャンプーは地肌につける

シャンプーの前には、髪と地肌をぬるま湯でよく濡らしておきます。シャンプーは、手で軽く泡立ててから、頭皮の数か所に分けて塗ります。その後、地肌を指の腹でマッサージするように洗います。

この時、爪を立てないことがポイントです。爪で頭皮をひっかいてしまうと、皮膚にダメージを与えてしまいます。

地肌を洗いながら、髪にもシャンプーの泡が行き渡りますから、それだけで、髪の汚れは十分落ちます。頭皮全体をマッサージしたら、シャンプーが残らないように、しっかりすすぎます。熱めのお湯は髪と地肌を傷めますから、ぬるま湯ですすぐようにしましょう。

タオルで水気を軽く拭き取った後、コンディショナーかトリートメントを使います。コンディショナーやトリートメントは髪自体を保護するものですから、地肌には塗りません。地肌にコンディショナーやトリートメントの成分が残ってしまうと、フケや臭いの原因になります。毛先から髪全体になじませるようにつけますが、毛髪の根元にはつけないよう注意します。すすぎは少し時間をおいてから行うほうが、髪のしっとり感が得られます。

洗髪後は、すぐにタオルで水気をていねいに拭き取ります。髪は濡れた状態のままだとキューティクルがはがれやすくなるため、早く乾かすことも重要です。髪が濡れているうちに、ドライヤーで乾かしましょう。ドライヤーは、最初は温風、あらかた乾いたら、冷風に切り替えます。髪の1か所に当て続けないように注意し、全体をまんべんなく乾かしていくのがコツです。

ところで、シャンプーは洗顔と同じく、頻繁に行うと地肌を傷めることになります。シャンプーの適度な回数は、2日に1回程度。多くても1日1回にとどめましょう。暑い季節に汗をかいた時などは、シャンプーを使わず、お湯洗いがおすすめです。

キレイを保つための習慣

シャンプーで頭皮をマッサージする

65歳に見える女《ひと》
髪のスタイリングに
こだわっている

35歳に見える女《ひと》
髪の健康に
こだわっている

外出前に、メイク以上にヘアスタイリングに時間をかけている人も少なくないのではないでしょうか。髪のハリやコシがなくなってくると、セットがなかなか決まらず、お出掛けの気分も乗らないものです。

一方、整髪料やドライヤーで苦心して作り上げた髪型も、一旦外に出ると、風や湿気で崩れてしまうこともあり、外出先で自分の髪型を見て、がっかりしてしまった経験のある人もいるでしょう。

こうしたストレスフルな悩みから自分を解放してみませんか。

確かに、最近のミドルエイジ向けのファッション誌などを見ると、自分と同年代の女優やタレントが、洗練されたヘアスタイルで誌面を飾っています。「私もちょっとがんばれば、あれくらい素敵になれるのでは?」と思いたくなりますが、雑誌やテレビで見る女優さんたちは、プロのヘアメイクアーティストが手掛けた、いわば「アート作品」であるということを理解すべきでしょう。

自分の髪を同じような「アート作品」に仕上げるには、お金も時間もかかります。とても現実的な話ではありません。

憧れの髪型を目指してスタイリングにかける時間や手間を、ヘアケアのほうにかけて「髪の健康維持に努めながら、自然な『美髪』を追求してみては？」というのが私の提案です。

髪のエイジングケアを

私たちは、つい髪型ばかり気にしてしまいますが、50歳を過ぎて、本当に気にすべきなのは、髪質のほうなのです。

加齢とともにホルモンバランスが変わり、髪質はしだいにもろくなってしまうのですが、日常生活で髪の健康にもっと配慮すれば、その衰えを最小限に食い止めたり、遅らせたりすることも可能になります。

髪を傷める原因としては、シャンプーやヘアカラー、ドライヤーの使いすぎなどがあげられますが、ほかにも、紫外線や乾燥、ストレスや食事など、日常生活との関わりも深いといわれています。

髪に大きなダメージを与える原因のひとつとして知られているのが、紫外線です。紫外線を浴びると、髪を保護する18－MEA（18－メチルエイコサン酸）と呼ばれる脂質成分が損なわれ、キューティクルがはがれやすくなり、髪のツヤも低下します。損傷が進むと、髪がパサつくようになり、髪自体の強度も衰え、切れ毛や枝毛の原因となります。紫外線から髪を守るためには、外出時はUVカットのトリートメントで保護したり、日傘を差したりして、紫外線が直接髪や地肌に当たらないよう配慮しましょう。

また、乾燥も髪にとっては大敵です。毛髪の水分が蒸散してしまうと、キューティクルがはがれやすくなるため、髪にも保湿対策が欠かせません。ヘアクリーム、ヘアワックス、ヘアスプレーなどは、髪の表面をコーティングして水分の蒸散を防ぐ効果があるため、こうした整髪料を活用するのもおすすめです。

髪の健康を維持するためには、栄養バランスのよい食事も重要です。毛髪の原料となるアミノ酸を豊富に含む良質なタンパク質やビタミンA、B_2、B_6、E、抜け毛予防にもなるミネラルなどの摂取を心がけましょう。ストレスをためないこと、睡眠をしっかりとることも髪の健康につながります。

キレイを保つための習慣

紫外線、乾燥から髪を保護する

65歳に見える女《ひと》
UVケアは春から始める

35歳に見える女《ひと》
UVケアは年中している

紫外線は、肌にも髪にも大敵です。紫外線を長年浴び続けることによって、皮膚がダメージを受け、シミやシワが増えたり、弾力性がなくなったりします。こうした皮膚の変化を、「光老化」といいます。

光老化による影響は、美容上の問題だけではありません。紫外線によって皮膚の表皮細胞やDNAが損傷すると、皮膚がんのリスクが高まり、紫外線を目に浴びることにより白内障の発症率も高まります。

また、皮膚に紫外線が当たると皮膚の恒常性が乱れて免疫力が下がってしまいます。

このように、美容にも健康にも悪影響を及ぼす紫外線に、どのような対策をとればいいのでしょうか。

日本では、紫外線量が増えるのは4月頃からで、多い時期は9月頃まで続きます。それなら、4~9月の間だけ、紫外線対策をすればいいと思っていませんか。確かに、総量としての紫外線量は、夏に比べ、冬は大きく減りますが、紫外線の種類によっては季節変動が少ないものもあるのです。

紫外線には、波長が長く皮膚の奥深くまで浸透するUVAと、波長が短く、皮膚の表面（表皮）にしか到達しないＵＶＢがあります。ＵＶＢは、夏に比べて、冬の照射量が5分の1程度に減りますが、ＵＶＡのほうは、2分の1程度しか減りません。ですから、冬も、ＵＶＡ対策を中心としたＵＶケアが必要ということになります。

日焼け止め選びがポイント

紫外線対策の基本は、紫外線を避けること。長袖、長ズボンで肌をできるだけ覆うこと、外出時は日傘や帽子、手袋などを使うこと、目や目元を保護するためにサングラスを着用すること、屋外では日陰を利用することなどが大切です。

また、日焼け止めを上手に使うことも紫外線対策の重要なポイントです。日焼け止めは種類が豊富に出回っており、どれを選べばいいのか判断に迷います。選択の基準となるのが自分の肌質、外出先（場所）、季節です。

日焼け止めには、塗ると肌に白く残る「紫外線散乱剤」と、白く残らない「紫外線吸収剤」があります。前者は、アレルギーを起こしにくいため、敏感肌の人や子どもにも使えますが、後者は肌への負担も大きくアレルギー反応を起こすことがあるため、使用には注意が必要です。

次に、季節や外出先の日差しの強さに合わせたＳＰＦ（ＵＶＢを防ぐ指標）やＰＡ（ＵＶＡを防ぐ指標）を選びます。例えば、日常の散歩や買い物であれば「ＳＰＦ20、ＰＡ＋〜＋＋」、屋外での軽い運動時なら「ＳＰＦ30、ＰＡ＋＋〜＋＋＋」くらいが目安となります。

最近はＵＶカット効果の非常に高い「ＳＰＦ50＋」や「ＰＡ＋＋＋＋」の日焼け止めも市販されていますが、効果の高い日焼け止めは肌にも負担をかけるため、選ぶ時には慎重さが求められます。

日焼け止めの使い方で留意すべき点は、汗で流れてしまうので2〜3時間おきに塗り直すことです。また、帰宅後は専用クレンジングなどでしっかり洗い流し、日焼け止めの成分が皮膚に残らないようにしましょう。

キレイを保つための習慣

光老化を防ぐためにいつでも紫外線対策を

65歳に見える女《ひと》
お出掛け前は
顔と髪型をチェック

35歳に見える女《ひと》
お出掛け前は
首元や手もチェック

外出前に、鏡の前に立ち、どこをチェックしますか。メイクがきちんとできているかどうか顔を見てチェック、髪型が乱れていないかどうか髪を見てチェック。それだけで終わらせていませんか。

そういう人は、毎日鏡を見ながら、同じところしか見ていないのです。視点を変えると、鏡に映っているのに、自分が意識しないと見えてこなかった部分があることに気づくはずです。

例えば、胸から上を鏡に映している時、メイクや髪型だけでなく、首元にも注目してみましょう。首のシワやたるみ、かさつきが気になりませんか。

実は、首は、年齢が出やすい部分のひとつといわれています。首は5〜6kgある頭を支えるという重要な役割を担っています。ずっしり重みのある頭を50年間も支えてきたのですから、衰えが出始めても不思議ではありません。

しかも、首の筋肉は、加齢とともに減少しますから、皮膚がたるみやすくなり、そのたるみによって生じるシワがしだいに深くなっていってしまうのです。

首も、ほかの体の部分の皮膚と同じように、紫外線や乾燥によるダメージを受けて、肌老化が進みます。また、女性ホルモンの影響で、皮膚のハリを保つコラーゲンやエラスチンなどの合成が低下するため、肌のハリも衰えてしまうのです。

保湿とマッサージでネックケア

ネックケアのポイントは、保湿とマッサージです。首の皮膚は顔の2分の1の薄さしかなく、乾燥や紫外線の影響も受けやすいといえます。

首にスカーフなどを巻いて、乾燥と紫外線から皮膚を保護するようにしましょう。顔の保湿をする時、一緒に、首にも同じケアをほどこします。保湿クリームや乳液も、首にも塗るよう心がけます。

首に保湿クリームを塗る時に、簡単なマッサージをしてみましょう。まず、あごを上げて首を伸ばすようにし、両手で下から上に軽く押し上げるようにマッサージします。次に、耳の後ろに人差し指、中指、薬指を置き、親指の腹で、あごの下から耳に向かって、滑らせるようにマッサージします。

最後に、右手の親指以外の指で、首の左側から右側に向けて滑らせます。続いて、左手で首の右側にも同じようなマッサージをします。マッサージは、力を入れすぎないように気をつけます。

キレイを保つための習慣

首も手も、保湿と紫外線対策で美しく

首と同じく、チェックが必要なのが手です。長袖を着ていても、手は露出させていることが多いので、人目につきやすい部分といえます。時々、自分の手をじっくり見てみましょう。手も「年齢が出やすい」といわれています。

水仕事で手が荒れていたり、手の甲の皮膚がかさついていたりしませんか。もちろん、50年間働いてきた手ですから、「疲れ」がみられるのも無理はありません。しかし、ちょっとした気づかいで、今よりも少し若々しい肌を取り戻せます。ハンドケアの基本も、紫外線と乾燥を避けることです。手荒れを防ぐためには、水仕事をする時にゴム手袋などを装着するよう心がけます。また、手洗いや入浴などで濡れた手は、水分をしっかり拭き取り、保湿クリームを塗るようにします。

紫外線対策としては、手袋を着用することがすすめられます。首も手もていねいにケアをして、人前でも自信をもって見せられるようにしたいものです。

65歳に見える女《ひと》
見えない部分の
ケアは後回し
35歳に見える女《ひと》
見えない部分の
ケアこそ入念に

素足を人に見せられますか。外出先で、予期せず、素足にならなければならなくなり、焦った経験のある人もいるのではないでしょうか。

実は私も、通っているフィットネスクラブで、ある時トレーナーから「裸足になってください」と言われて、「どうしよう！」と慌てたことがあるのです。自分の素足を他人に見られてしまうといった事態を全く想定していなかったからです。

私たちは、鏡に映して見える部分は普段から気にして入念にケアしますが、見えない部分はついつい後回しにしてしまうものです。足もそうした部分のひとつといえるでしょう。

しかし、美容のためだけでなく、健康のためにも、足のケアをしっかり行うことは重要なのです。特に、女性は、ヒールの高い靴やつま先のとがった靴などを履くことで、足に負担をかけることが多いといえます。

足の清潔を保てなかったり、日頃のケアを怠っていたりすると、たこ、魚の目、乾燥によるひび割れのほか、巻き爪などの爪の変形、白癬菌《はくせんきん》に感染して起こる水虫、外反母趾などのさまざまなトラブルが起こりやすくなります。

フットケアの基本は足を洗うこと

足のトラブルを防ぐためには、日常的なケアが重要です。フットケアの基本は、毎日、足をていねいに洗うことです。入浴時などに、時間をかけて洗う習慣づけをしましょう。

足を洗う時は、湯船に足をつけて温めた後、泡立てた石けんをつけて、足専用の豚毛などの柔らかいブラシを使ってやさしく汚れを落とすようにします。汚れは一気に落とすのではなく、少しずつ、回数を重ねてこすり落とすようにしましょう。特に、爪の周囲や指の間は、垢や汚れがたまりやすいため、念入りに洗いましょう。

また、スポンジなどで力を入れてこすらないように気をつけます。足の皮膚に傷がつくと、そこから白癬菌に感染しやすくなるため、皮膚にダメージを与えないことが重要です。

足を洗い終わった後は、タオルで水分をよく拭き取りましょう。水分が残っている場合も、白癬菌に感染しやすくなるため、指の間もしっかり拭き取ります。

その後、すぐに保湿クリームなどを塗って、足の皮膚を乾燥させないことも重要なポイントです。特に足裏は乾燥によって、かかとや指先などを中心に角質層が異常に厚くなり、「角化」を起こしやすくなります。角化が進行すると、ひび割れが生じて、出血してしまうこともあります。

角化の予防・改善には、ビタミンE配合の保湿クリームを足に塗り込み、さらに靴下を履いて密閉し、クリームの成分が厚くなった角質層の奥まで浸透するよう促します。

このほか、足の健康のためには、靴選びも重要です。靴を買う時は、デザイン重視になってしまいがちですが、足が痛くなる靴、疲れやすい靴は、足に負担をかけます。TPOはわきまえるとしても、できるだけ足が楽になれる靴を履くようにしましょう。また、必ず試し履きをして、サイズが合っているか、足になじむかどうかをチェックします。

フットケアで「素足美人」になる

65歳に見える女《ひと》
シワが増えるので
笑わない

35歳に見える女《ひと》
シワ予防のために
よく笑う

同じ表情を続けたり、繰り返したりしていると、そこにシワが刻まれるという話をよく聞きます。笑ってばかりいると、「笑いジワ」ができてしまうから、極力笑わないよう、表情を顔に出さないようにしている人もいるようです。

しかし、それは誤解です。表情筋は使わないでいると衰えて、かえってシワがつくられやすくなり、鍛えるほど弾力性が増してシワができにくくなるのです。つまり、顔の表情筋をあまり動かさないでいると、「顔の老化」が進むということです。

また、表情に乏しい顔は、周りの人に不安や緊張を与えやすく、「老け顔」にも見られやすいといえます。無表情でいたつもりだったのに、「怒っているの？」「何かいやなことがあった？」と聞かれたことはありませんか。

無意識のうちに、「普通の表情＝不機嫌顔」となっていることもめずらしくありません。時々、自分の顔を鏡に映して見てみましょう。自分でも、「えっ？私こんな怒ったような顔をしていたの？」と驚くことがあるはずです。

表情筋の老化を防ぐため、また、柔和な表情が自然にできるようにするためにはどうしたらいいのでしょうか。

まず、表情筋の老化を防ぐには、無理に表情をつくるよりも、表情筋を動かすトレーニングをすることが効果的です。表情筋を鍛えれば、ハリと弾力のある引き締まったフェイスラインを保つことができるうえ、表情も豊かになって、「印象年齢」を若返らせることも可能になります。

人とコミュニケーションをとることが有効

表情筋のトレーニングには、いろいろな種類があります。

はれぼったい上まぶたを改善するためには、眉を上げ、目を見開いた状態から、眉はそのままで目を閉じる運動が効果的です。

また、口角が下がり気味の人には、上唇と下唇を合わせて横に引き、次に唇をすぼめて、小さな「O」の形をつくる運動がおすすめです。

ほうれい線が目立ち始めた人には、口をとがらせて頬を思い切りすぼませ5秒キープした後、頬を思い切りふくらませて5秒間キープする運動が有効です。

こうしたトレーニングを、鏡を見ながら1日に何回か繰り返すと、効果が現れるといわれています。普段あまり動かさない表情筋を頻繁に動かすようにしていると、自然と表情もつくりやすくなります。

また、柔和な表情が自然に出せるように、さらに、感情に応じて豊かな表情をつくれるようにするためには、人と会って話をする機会を増やすようにすることが有効です。

人は、1人でいると無表情になりやすいのですが、人と一緒にいる時は、相手に配慮し、努めて明るい表情を心がけるようになるものです。

誰かと会話することで、相手の言葉に反応して笑ったり、悲しんだりといった心の動きが生じ、それが自然と表情になって表れるようになります。

1日に1回は、家族や友人など、親しい人と顔を合わせて会話をすることが大切です。話し相手と共感したり、笑い合ったりすることで、心をリラックスさせることができ、ストレス解消にもつながります。そうすることによって、表情も自ずと柔らかくなることでしょう。

キレイを保つための習慣

表情筋を鍛えて、表情豊かな顔になる

65歳に見える女《ひと》
食事で気にするのは
カロリーだけ

35歳に見える女《ひと》
食事で気にするのは
腸の健康

若い頃のように、ニキビや吹き出物で悩まされることは少なくなりますが、それでも、肌荒れは気になるものです。肌荒れの原因はさまざまですが、代表的な原因のひとつにあげられるのが便秘です。

便秘に悩む女性は多いといわれていますが、それは、女性ホルモンの働きによって、大腸の腸壁から水分が吸収されやすくなり、便が硬くなることによって出にくくなるからなのです。

しかし、この女性ホルモンの働きは、更年期が近づくと低下していきます。そのため、女性ホルモンの影響による便秘は起こりにくくなってきます。

一方、加齢により、腸の蠕《ぜん》動運動（収縮運動）が衰えたり、腹筋が減少したりすることで、便通が悪くなる場合があります。このほか、食事量の減少、栄養バランスの偏り、水分摂取の不足なども、肥満や便秘の原因となります。

では、なぜ便秘になると、肌荒れが生じるのでしょうか。

大腸の中には、約100種類の細菌がすみついています。それらの細菌は、腸内のウイルスや病原菌の活動を抑え、食べ物の残りかすを体外へ排出する働きをする「善玉菌」と、腸内で毒素をつくり出す「悪玉菌」に分けられます。

「悪玉菌」が増えると、腸内で毒素が大量に出され、それがガスとなってたまります。ガスがたまった大腸は動きが鈍くなり、便が腸内にとどまって腐敗便となるのです。この状態が便秘です。

腐敗便では「悪玉菌」が増殖しやすく、さらに大量の毒性物質を排出します。その毒性物質が血管から取り込まれて全身に回り、皮膚から排出される時、皮膚にダメージを与えて肌荒れを起こすのです。

食物繊維と乳酸菌をたっぷりとる

便秘の予防・解消には、規則正しい生活を送ること、朝食をきちんととって腸の働きを促すこと、運動習慣を身につけること、水分をコンスタントに補給することなどが重要です。

また、食事の栄養バランスを整え、便を柔らかくする効果のある食物繊維や、腸内の「善玉菌」を増やす効果のある乳酸菌を多く含む食品を積極的に摂取するとよいでしょう。

食物繊維を多く含む食品には、海藻類、豆類、いも類、根菜、きのこ、緑黄色

キレイを保つための習慣

「腸内環境」を整えて美肌を保つ

野菜のほか、玄米やライ麦などがあります。乳酸菌を多く含む食品には、ヨーグルト、チーズ、みそ、納豆、塩麹、ぬか漬けなどがあります。

「悪玉菌」を減らし、「善玉菌」を増やして、「腸内環境」を整えることは、美肌のためだけでなく、健康維持のうえでも大切です。

現在、女性の部位別がん死亡率1位で、男女とも死亡率が増加傾向にある大腸がんは、「腸内環境」の悪化が要因のひとつになっているといわれています。がん予防という観点からも、便秘の予防は有効だといえます。

私たちが食事で気をつかう点といえば、たいていは肥満予防かダイエットで、カロリー（エネルギー摂取量）が多すぎないか、炭水化物をとりすぎていないか、そんな心配ばかりになりがちです。しかし、食事量のコントロールだけでなく、中身をチェックすることも肝心ではないでしょうか。食事の栄養バランスを見直すことが、美容にも健康にもプラスになるといえるのです。

—COLUMN—

更年期の肌トラブル

更年期障害の症状のひとつに、皮膚のかゆみがあげられます。これは、女性ホルモンの減少により、皮膚の水分保持力が低下し、乾燥しやすくなって、小さな刺激でも過敏に反応して、かゆみが生じるものです。

かゆみの予防のためには、皮膚の保湿に努めること、皮膚をこするなどして刺激を与えないことなどが大切です。また、刺激がなく、肌触りのよい衣類や寝具を使うことも有効だといえます。

かゆみが生じた時は、冷やすと効果があります。患部に冷たいおしぼりや、保冷剤をくるんだハンカチなどを当てて、応急処置をします。

かゆみが治まらず、不眠など生活に影響がある場合や、湿疹などの症状が現れた場合は、皮膚科を受診することをおすすめします。かゆみの原因が更年期障害とは限らないこともあるので、自己診断しないようにしてください。

2章　油断は「体型」に出ます

65歳に見える女《ひと》
体重計にのるのが怖い

35歳に見える女《ひと》
体重計に毎日のっている

更年期が近づいてくると、気になってくるのが体重増加です。「今までと同じ量を食べているのに、どうして太るのかしら？」と思ったことはありませんか。40代半ば以降の肥満は加齢とともに基礎代謝量が低下することとあわせ、肥満を抑制する働きのある女性ホルモンの分泌が減少することが原因で起こります。

最近太りやすくなったと思ったら、まず、体重計にのってみましょう。

「体重計には何年ものっていない」「今さら体重計にのるのが怖い」という人もいるでしょう。しかし、このまま太り続けてはいけないという自覚があるなら、1日でも早く、自分の現在の体重を知る必要があります。そのことが、肥満解消・肥満予防のスタートになるからです。

体重を減らすのは、スリムな体型になることだけが目的ではありません。何よりも大事なのは、健康を維持することです。

体脂肪と体重が増加すると、血圧が上がりやすく、コレステロール値も上昇する傾向があります。その結果、心臓病や脳卒中などの生活習慣病のリスクが高まります。また、体重増加とは逆に、筋肉量は加齢によって減少してくるため、増えた体重を少ない筋肉で支えることになります。すると、足腰に大きな負担がかかり、腰痛や関節痛などを引き起こしやすくなります。さらに、年齢が進むと、ロコモティブシンドローム（骨、関節、筋肉などの障害のために、生活の自立度が低下した状態）を引き起こし、要介護となるリスクを高めることになるのです。これからの健康のために、そして、美しい体型を保つために、「毎日体重計にのる」生活習慣を始めてみてください。

体重は朝晩1回ずつはかる

皆さんは、自分の適正体重を知っていますか。自分の体重が適正体重か、肥満かを調べるには、肥満度を表すＢＭＩ（Body Mass Index＝体格指数）の値を計算して判定します。

ＢＭＩは、体重（kg）を身長（m）の2乗で割って求めます。

その値が、18・5以上25未満なら標準体重といえます。25以上30未満なら「肥満（1度）」、30以上35未満なら「肥満（2度）」、35以上40未満なら「肥満（3度）」、40以上なら「肥満（4度）」、そして、18・5未満は「痩せ」と判定します。

最近の研究では、「やや太めのほうが長生きする」ことがわかっており、ミドルエイジであれば、ＢＭＩ23～25くらいを目安とすればいいと考えられます。

あなたの現在の体重が標準であっても肥満であっても、体重計にのる習慣は今日から始めましょう。そして、体重は1日2回、朝（朝食を食べる前）と、晩（夕食を食べた後）にはかります。減量を目指しているなら、目標とする体重を意識しながら体重計にのるようにしましょう。

もうひとつ肝心なことは、はかった値を記録するということです。毎日記録し続け、自分の体重の変化を知ることが大切なのです。折れ線グラフに表せば、体重変化がひと目でわかります。

そうした習慣を続けるだけで、体重を少しずつ減らすことができます。減量の目安は1日50～１００g。それ以上のハードな減量は長続きしませんし、心身の負担も大きくなりすぎてしまいます。「無理なく、健康的に、少しずつ」を心がけて、減量に取り組んでみてください。

キレイを保つための習慣

1日2回体重計にのって記録をとる

65歳に見える女《ひと》
朝食を抜いている

35歳に見える女《ひと》
朝食をしっかり食べている

朝、家族を会社や学校へ送り出すのに忙しい、仕事に出掛けるために時間がないといった理由で、朝食をとらずに済ませていませんか。「ダイエット中だから、1食抜くと効果が上がる」と思い込んでいる人もいるようです。

昔から、よく、「健康のためには、早起きして朝ご飯をしっかり食べないといけない」といわれてきました。しかし、これが単なる迷信ではなく、科学的根拠に基づいた健康法であることが、最新の研究から明らかになっています。

私たちの体は、約24・5時間を1日のサイクルとするリズム(概日リズム)をもっており、このリズムを体内時計でコントロールしています。

概日リズムは実際の1日の長さ(24時間)と0・5時間のずれが生じるため、体内時計にまかせたままにしておくと、10日で5時間、1か月で約15時間、体内時計と実際の時間とのずれが大きくなっていくことになります。

こうしたずれを防ぐためには、体内時計を24時間で一旦リセットさせる必要があります。その役目を担っているのが、朝の日の光と朝食なのです。朝日から目が受ける光刺激と、食事を体内に取り込むことによって体全体が受ける刺激に、リセット効果があるということです。

もし、朝食をとらなければ、体内時計がリセットされず、「体がいつまでも目覚めない」状態に陥ってしまうことになるのです。

朝食に比重をおいたほうが太らない

朝食をしっかりとることは、体内時計のコントロールのためだけでなく、肥満予防のためにも有効だといわれています。

朝食でとった栄養はすばやく吸収され、日中の活動で消費されるため、体脂肪となりにくいのです。一方、夕食でたっぷり食べると、消費されないまま蓄積され、体脂肪となってしまいます。ですから、朝食を多めにとり、夕食を少なめにしたほうが太りにくいといえます。

では、朝食ではなく、昼食を抜いて、ダイエット効果をアップさせることはできるでしょうか。

答えは「NO」です。朝食から夕食までの間は、あまり開けすぎないほうがいいのです。

人間の体は、前回の食事から次の食事の間隔が開けば開くほど、次の食事でとった栄養を脂肪としてため込もうとする働きが強まることが、最近の研究で明らかになっています。つまり、昼食を抜いて、朝食と夕食の間隔が開きすぎてしまうと、夕食でとった栄養が体脂肪になりやすくなるのです。

1日のエネルギー摂取量が同じでも、3食に分けて食べた人と、1食でまとめてとった人では、1食でとった人のほうが太りやすいということです。

また、太りにくい栄養バランスという点でみると、朝食には炭水化物とタンパク質の摂取が必須であり、夕食は炭水化物や脂肪を少なめにすることがおすすめです。

血糖値の上昇を抑えるためには、炭水化物よりも、野菜など食物繊維の多い食品を先に食べるほうがよいともいわれています。また、夕食はどんなに遅くとも午後9時までには食べ終わるようにしましょう。それ以降に摂取したものも、体脂肪となって体に蓄積されることになります。

キレイを保つための習慣

朝食はしっかり、夕食は軽めにとる

65歳に見える女《ひと》

時間つぶしに
食べている

35歳に見える女《ひと》

食べること以外で
時間をつぶせる

仕事の休憩時間にちょっとお菓子をつまんだり、家でテレビを見ながら、袋菓子を開けてしまったりした経験がありませんか。空腹というわけではないのに、何となく口寂しくて、チョコレートやスナック菓子を口に運んでしまう……。女性が陥りがちな「習慣」です。

1回に食べる量は少なくても、1日何回も、こんな「つまみ食い」をしていたら、トータルでは相当なエネルギー量になってしまいます。特に、お菓子は高カロリー、高脂肪のものが多いので、あっという間に、1回分の食事と同じくらいの摂取カロリーになってしまうでしょう。

このような「つまみ食い」を減らすには、手の届く範囲にお菓子を置いておかないようにすることが第一です。職場や家に、お菓子の買い置きをしている人は、すぐにその習慣をやめましょう。

「お菓子を買わない」ためには、仕事帰りや空腹時にコンビニやスーパーマーケットに行かない、買い物で店に入ってもお菓子売り場の前を通らないといった行動を心がけることもポイントです。

仕事の合間や家でくつろいでいる時間に、口寂しくなったら、飲み物で気持ちを満たすようにしましょう。コーヒーや紅茶も砂糖やミルクを入れなければ、カロリーはほぼゼロです。

食べたい気持ちを紛らわせる方法を

どうしても食べたい時、食べずに済ませるには、「食べること」以外で気持ちを紛らわせる方法を見つけるとよいでしょう。

職場の休憩時間なら同僚とおしゃべりをしたり、家にいる時間帯であれば、友人にメールを打ったり、ストレッチなどの軽い運動をしたり、散歩やウォーキングに出掛けたりするのも一案です。一時的な気分転換であれば、パソコンやスマートフォンのゲームなどもおすすめです。

手持ちぶさたになった時に、食べることで時間を費やす「食べグセ」がついてしまうと、その習慣からなかなか抜けられなくなります。

その代わり、食事の時は、食べたいものを、十分な量、しっかり食べるようにします。このようにして、「食べることに集中する時間」と「食べない時間」のメリハリをつけることが重要だといえます。

キレイを保つための習慣

食べる時間と食べない時間のメリハリを

手持ちぶさたになるとお菓子に手が伸びてしまう人のなかには、食事をきちんととっていない人も多いのではないでしょうか。

仕事でパソコンに向かいながらおにぎりを手に、片手間の食事をとっていたり、テレビ番組を見ながら、菓子パンにかじりついていたりというのでは、食事らしい食事を満喫しているとはいえません。

食事をしている時は、「今は何はさておき食事を楽しむ時間である」という意識をもち、リラックスした雰囲気のなかで、ゆっくりあじわいながら食べることが求められます。そうした「豊かな食事」ができていなければ、「食」で心を満たすことも難しくなります。

「食」への欲求不満が高じると、「つまみ食い」で気持ちを満たそうとしてしまうのです。1日1食でもいいので、食事を最優先させ、食事に専念できる時間と心のゆとりを確保するようにしましょう。

65歳に見える女《ひと》
食べることに
罪悪感がある

35歳に見える女《ひと》
食べることが
「好き」と言える

「今日も食べすぎてしまった、どうしよう！」

「食べないと決めていたのに、私はなんて意志が弱いのだろう」

誰でも、こんな自己嫌悪に陥ったことが何度かありますよね。

こんな時、自分をダメだと責めるのではなく、食べた感想を率直に思い返してみてください。おいしかったですか？　食べている時は楽しかったですか？　その答えがもし「YES」なら、食べたことを後悔するのはやめましょう。

そして、食べすぎた分は、次の食事、あるいは明日の食事で調整すればいいと、考え方を切り替えます。

ダイエットをしている人は、「食べること＝悪いこと」「食べずにガマンすること＝よいこと」というふうに思い込みがちです。しかし、「食べること」は本当にいけないことなのでしょうか。

こうした誤解は改める必要があります。「食べすぎ」がいけないのであり、「食べること」そのものは、間違った行為ではありません。それどころか、「食べること」は人生の楽しみのひとつであり、おいしいものを楽しい雰囲気のなかで食べる経験は、私たちの人生を豊かにしてくれるに違いありません。

逆説的に聞こえるかもしれませんが、その楽しむべき行為を、心から楽しむことが、無用な「食べすぎ」を防ぐことにつながるのです。

私たちは、普段の食事が満たされていないと、その満たされない分をどこかで補おうとするものなのです。

例えば、自分の食べたいメニューが食べられなかった、食事を楽しむための十分な時間がなかった、ひとりぼっちの食事で寂しかったというような不満が残るとします。すると、その不満を満たすために、間食をたくさんとってしまったり、次の食事で食べすぎてしまったりするリスクが高まるのです。

3食の食事をきちんと食べることによって、心もおなかも満たされ、余分に食べたいという欲求を起こしにくくするのです。

五感を使って食事を楽しむ

私たち現代人は常に忙しく、仕事や家事、趣味の活動などに追われ、生活時間のなかで、「食事」の存在感があまりにも薄れてしまっているように思えます。

私自身は、週に一度お休みの日は意識して、五感を使って食事を存分に楽しむようにしています。

まず、目で楽しむために、お花をデコレーションしてテーブルコーディネートを整え、食器を揃え、食材の色彩を生かした盛りつけを工夫します。耳で楽しむのは、調理中の鍋やフライパンから聞こえてくるコトコト、ジュージューという音や、食材をかじった時に聞こえるシャキッ、パリッ、コリッという音。

鼻で楽しむのは、肉や魚が焼き上がった香ばしいにおいや、ご飯の炊き上がったにおい。そして、食材の歯触りや、口の中でとろける感じ、さらに、舌で感じるうま味や辛み、甘み……。そのすべてが織りなすハーモニーを、五感をフルに使って感じ取り、楽しむことは、とてもとても至福の時なのです。

それはダイエットをしていても同じことです。「食」を軽視する人よりも、1食1食を大切にし、「食べること」が「好き」と言える人のほうが、ダイエットも成功に導きやすいといえるのです。

キレイを保つための習慣

1日3食「食べること」をとことん楽しむ

65歳に見える女《ひと》
加工食品を
そのまま出している

35歳に見える女《ひと》
加工食品に
ひと手間加えている

「食べること」は人間が生命を維持していくうえで、最も重要な営みであり、このことをおろそかにして、健康になることも、美しくなることもできません。食事制限をするとしても、「何をどのように食べ、何を制限したらいいのか」をよく考えることが重要です。そうした意識もなく、摂取カロリーを減らすことだけを重視した食事は、質的にも貧しい食事と言わざるを得ません。

カロリー制限をするとしても、厳選された食材を使い、調理法や調味を工夫し、手間ひまをかけて作られた食事であれば心が満たされるでしょう。一方、買ってきたお総菜だけで済ませるような食卓で、高カロリーの総菜を1品減らしただけ、というような食事では、物足りなさが残るのではないでしょうか。

しかし、毎食手の込んだ料理を時間をかけて作るということは現実的ではありません。自分1人分の食事であれば、簡単なもので済ませてしまうでしょうし、忙しい朝は煮炊き料理に時間をかけることも困難です。自分の帰宅時間が遅く、家族の食事をゆっくり料理している時間がないという人もいるでしょう。

そうしたケースでは、レトルト食品や冷凍食品、買ってきたお総菜などを有効活用すればいいと思います。ただし、できれば、加工食品をそのまま器に移すのではなく、ひと手間かけることが望ましいでしょう。

「手作り感」を演出する

例えば、「スパゲッティミートソース」を手軽に作るために、レトルトのミートソースを使ってもいいと思います。ただし、スパゲッティは鍋に湯を沸かしてゆで、ゆでたてを食べられるようにするという「ひと手間」をかけてみてください。ささやかな「ひと手間」ですが、それだけで豊かな食卓になるでしょう。

あるいは、レトルトのミートソースに炒めた野菜や肉を足し入れて、具材たっぷりの「自家製」ミートソースを作るのも、立派な「ひと手間」になります。

そんな時間の余裕もない時は、コンビニで買った「スパゲッティミートソース」に、手作りのサラダを添えることで「ひと手間」加えましょう。

「ひと手間」はささいなことでよく、自分ができる範囲のことで構いません。その「ひと手間」をかけながら、「食にこだわっている」という自覚をもつことが重要だといえます。さらにいえば、買ってきたお総菜も、パックのまま食卓に出すのではなく、せめて、お皿に盛りつけて出すといった配慮が欲しいですね。

キレイを保つための習慣

料理にも食事にもひと手間をかける

「時間がなくても、少しでも食卓を豊かに見せたい」と思うことは大切です。

「時間がない」「忙しい」といったことを言いわけにしていたら、おそらく、私たちの食卓はますます貧しくなっていってしまうでしょう。そうした姿勢を家庭のなかで見せていたら、その家庭で育った子どもも「食事とは空腹を満たすだけのもの」という価値観をもつようになってしまうのではないでしょうか。①見た目②音③香り④舌で味わう⑤さわるなど、五感を使って食事をすることは人生を豊かにすることなのです。

豊かな「食」のためにひと手間をかけようとする姿勢をもち続けることで、自分も家族も「食事は大切なもの」という意識をもてるようになり、結果として、軽々しい「つまみ食い」や「食べすぎ」なども減らすことができるのです。

65歳に見える女《ひと》
体重を
減らそうとしている

35歳に見える女《ひと》
体脂肪を
減らそうとしている

「体重を減らす」ことだけを目標にするなら、食事制限をすることが最も効果が高いといえます。特に、20〜30代の人に対しては、食事量を減らすことをメインにしたダイエット法をすすめる専門家も少なくありません。

運動だけで体重を減らすには限界があるからです。例えば、体重50kgの人が20分自転車をこいでも消費するエネルギー量はたったの55キロカロリー、軽いジョギングを30分続けても130キロカロリーしか消費しません。

基本的には、1日の消費エネルギー量よりも少ない食事量をとり、体脂肪を消費させていかなければ、痩せることはできません。

しかし、更年期以降になると、食事制限だけに頼った減量はおすすめできなくなります。それは、「体重を減らす」ことが、体脂肪だけでなく、筋肉量や骨量までをも減らすことにつながってしまうからです。

筋肉量は、20歳頃をピークに、加齢とともに少しずつ落ちていきます。50歳頃までは衰え方がゆるやかですが、50歳を過ぎると急激に減少してしまいます。通常の生活を送っていても、1年で1%、10年で10%も筋肉量が減ってしまうといわれているのです。

筋肉量が減ると、基礎代謝量も低下するため、ますます体脂肪がつきやすくなります。つまり、筋肉量の低下した体は太りやすいということです。

食事量を減らすダイエットだけをしていると、確かに体重を減らすことはできますが、同時に筋肉量も減少させることになります。特に、食事制限のために、筋肉の原料となるタンパク質の摂取も減らしてしまうと、筋力はますます衰えることになります。

筋肉量アップで健康的に痩せる

筋肉量が減ると、太りやすくなるだけでなく、健康上の問題も多くなります。例えば、筋力が衰え、足腰が弱くなると、立ったり座ったりの動作がスムーズにできなくなったり、大きな歩幅で歩いたり、自転車でバランスをとりながら運転することも難しくなってきます。

その結果、関節痛が起こったり、転倒しやすくなったりするのです。特に女性の場合は、女性ホルモンの減少と筋肉量の減少が重なることで、さらに骨粗鬆症にもなりやすくなります。

簡単な筋トレを続けて体脂肪を減らす

キレイを保つための習慣

将来、できるだけ長く、日常生活を自立した状態で健康的に過ごすためにも、筋量の維持・アップを図りながら、ダイエットに取り組む必要があるといえるでしょう。減らすべきは、「体重」というより「体脂肪」のほうなのです。加齢により、特に衰えやすいのは、腹筋と太ももの前側の筋肉です。腹筋を鍛えるには仰向けになってひざを立て、両手を頭の後ろに組んで、床から肩甲骨が少し浮くようにして10秒静止し、静かに元に戻すトレーニングがおすすめです。

太ももの前側の筋肉を鍛えるには、いすに浅く腰掛け、両手を座面の両端に置いて体を支え、両脚を水平に上げたまま1分間静止するトレーニングが効果があります。こうした運動を続けるだけで、よい筋力トレーニングになります。

たとえ、すぐに体重が減らなくても、体脂肪率が下がり、筋量が増えることにより、体型もすっきり見えるようになってきます。

65歳に見える女《ひと》
自分の体をいたわっている

35歳に見える女《ひと》
自分の体をいじめている

電車やバスに乗っている時、席が空いたのを見つけると、すかさず飛んでいって座っていませんか。その時、「すぐに座らない」という選択肢もある、と考えてみましょう。

疲れている時は無理せず座ります。しかし、もし、「立っていられるな」と思ったら、立ち続けてみてください。少しだけ、自分の体を「いじめる」のです。揺れの激しい電車やバスで立ち続けるには、足で踏ん張って自分の体を支えなければなりません。脚に力を入れるので筋肉も鍛えられますし、揺れた時に倒れないようにするため、バランス力も養われます。

10分間、そうした姿勢を保つだけでも、バランスや体幹の運動になります。同じように、駅やショッピングモールなどで、エスカレーターやエレベーターばかり利用していませんか。このような場合も、歩けそうなら、できるだけ階段を利用しましょう。

しかし、無理をする必要はありません。「3階までなら階段、4階以上はエスカレーター」というように、自分の足腰の強さと相談して決めていいのです。また、3階まで階段で昇るつもりでいても、いざ歩き始めて、相当辛いと感じたら、2階までやめて、あとはエスカレーターを利用するというように、臨機応変に対応すればいいのです。

肝心なことは、最初から「楽な道」を選ばないこと。少し、自分の体を「いじめて」、きつくなりすぎない程度でやめる。その小さな積み重ねが、筋力、体力の衰えにブレーキをかけることになり、体型の維持にもつながります。

バスで10分以内の距離なら歩く

家にいても、ウォーキングやジョギングをする時間がなかなかとれないという人は、通勤時間をウォーキングに充てるという方法があります。例えば、家から最寄り駅まで、バスで10分以内の距離だったら、歩くようにしましょう。また、外出先でも、時間の余裕があれば徒歩で移動します。

普通に歩いても筋肉が疲労し、一定の運動効果は得られます。しかし、もし、体脂肪を効果的に減らしたいのであれば、歩き方にはコツがいります。

背筋をピンと伸ばし、肩甲骨を少し寄せるようにし、あごを引き気味にして、おなかを少しへこませて丹田（おへその少し下）に力を入れます。

歩く時は、歩幅は大きく、ひざを伸ばし、おしりや太ももの裏側の筋肉を意識して力を入れるようにして歩きます。歩く速度も重要で、早足で歩けば、脂肪を燃焼させる効果が上がります。

足はまっすぐ前に出すようにし、腕は大きく振るのではなく、二の腕を後ろに引くだけで、前には振らないようにします。

こうしたポイントを押さえるだけで、格好よく、しかも、運動効果の高い歩き方ができるのです。街なかを歩いている時、建物のガラスなどに映った自分の歩く姿をチェックしてみましょう。颯爽と歩けていれば合格です。

そうはいっても、常に、姿勢や速度を意識しながら歩くのは、慣れるまでは難しいものです。差し当たり、思い出した時に意識して歩けるように努力しましょう。がんばりすぎないことも大切です。人の歩き方もよく観察し、「自分の歩き方はどうかな」と比較したり、歩き方を意識したりする習慣を身につけましょう。

キレイを保つための習慣

楽をせず、なるべく自分の足で歩く

65歳に見える女《ひと》
家に姿見鏡を置いていない

35歳に見える女《ひと》
家に姿見鏡を置いている

お出掛け前に、姿見鏡で自分の立ち姿をチェックしていますか。ドレッサーや洗面台の鏡は胸から上、あるいは上半身しか映らないものがほとんどです。メイクやヘアスタイルを整えた後、その鏡をのぞき込むだけで満足していませんか。

交差点で信号待ちをしている時に、向かいの建物のガラスに映る自分の姿を何気なく見て、「私の体型ってこんなふうだったの?」とショックを受けた経験はありませんか。振り返れば私も「ああ見たくなかった」と落胆することがあります。

普段、自分の全身を見慣れていないと、20~30代の頃の自分の体型しかイメージできず、今もそのスタイルを守っているといった思い込みが生じやすいのです。久しぶりに、服飾店の試着室で自分の全身を見て、勝手に思い込んでいたイメージとのギャップに戸惑ったということもあるでしょう。

まず、30代の頃とは違う、現在の自分の体型を客観的に見て、認めることが大切です。そのうえで、変わってしまった体型を、ささやかな努力で、少しずつ改善していくことができればいいのではないでしょうか。

体重計に毎日のることが大切なように、自分の全身も毎日自分の目で見て確かめることが重要です。家の中にひとつ、姿見鏡を置くとよいでしょう。

ドローインで体脂肪を燃焼させる

50歳前後になってくると気になるのが、やはり「おなか回り」です。更年期が近づくと、加齢や運動不足が原因で、女性は特に体脂肪がたまりやすい体質になってきます。余った脂肪を蓄える場所として、空洞が多く、内臓を保護する役目も果たせる「おなか回り」が格好のターゲットとなるわけです。

おなかにたまり始めた体脂肪を減らすために、誰でも気軽に取り組めるのが「ドローイン」です。ドローインとは、英語の「ｄｒａｗ ｉｎ」のことで、「中に引っ張る」という意味です。つまり、おなかの内側に引っ張る＝おなかをへこませる、ということなのです。

ドローインのやり方は、まず、背筋を伸ばした状態で立ち、おしりの穴を閉めます。おへその辺りを中心に、おなか全体を背中側に寄せるようにグッとへこませます。へこませた状態で30秒キープします。この時、意識をおなかに集中させるのがコツです。

30秒キープさせるのは、初めのうちは、かなり辛いです。慣れないうちは、20秒でも15秒でも構いません。少しずつ時間を延ばせるよう努力し、30秒を目指しましょう。

このドローインを1日5、6回実践します。朝、歯みがきをしながら、通勤電車の中で立ちながら、仕事の休憩時間に、信号待ちをしている間に……。というように、思い出した時、気づいた時にできる範囲でいいのです。

「1日○回、必ず実行する」というように、ノルマを課さないようにしましょう。ストレスになってしまい、習慣を長続きさせることが難しくなります。あくまで、気軽に取り組むことがポイントです。

ドローインには、体重減少というよりも、体脂肪の燃焼、ウエストのサイズダウンや腰痛防止に効果があります。より高い効果を求めるなら、体脂肪が使われやすい空腹時に実践するといいでしょう。

キレイを保つための習慣

ドローインで「ウエスト美人」になる

65歳に見える女《ひと》
自分の後ろ姿を知らない

35歳に見える女《ひと》
自分の後ろ姿を知っている

自分の後ろ姿を見たことがありますか。ほとんどの人が見たことがないのではないでしょうか。もし、誰かに写真を撮ってもらって、自分の後ろ姿を見せられたら、それが自分だとわからないかもしれません。それだけ、後ろ姿に対する意識は低いということです。

チャンスがあれば、家族か知人に後ろ姿の写真を撮ってもらいましょう。前から見た姿には「自信がある」という人でも、無防備な後ろ姿を見せられると、途端に自信を喪失してしまうかもしれません。

背中が丸まって姿勢が悪く、老けて見えたり、脇や背中の「ハミ肉」が目立って、思いのほか太って見えたりしていることがわかり、目を覆いたくなることがあります。前姿は若々しく見えても、後ろ姿は年齢を隠せないものなのです。

後ろ姿を何とかしたいと思うなら、まず、自分の意識を後ろ姿にもつことです。後ろ姿も人に見られているということを意識し、まず姿勢を直します。

肩の力は抜き、肩甲骨を寄せて、胸を開くようにして、背筋を伸ばします。姿勢がよくなるだけで、若々しい印象になります。また、脇や背中の「ハミ肉」の原因のひとつは、ブラジャーのサイズが合っていなかったり、つけ方が間違っていたりする点にあります。ブラジャーのカップ数が合っていても、アンダーバストのサイズが小さすぎると「ハミ肉」が出やすくなります。30代の頃とは体型が変わってきているのに、同じサイズのブラジャーを使っていたりすると、こうしたトラブルが生じやすくなります。一度、下着専門店などで、店員に、自分のサイズに合ったブラジャーの選び方をアドバイスしてもらうといいでしょう。

簡単エクササイズで「ハミ肉」解消

「ハミ肉」を解消するための簡単なエクササイズもおすすめです。

脇の「ハミ肉」には、仰向けに寝て、両手を組んで天井に向けて伸ばし（肩を床から浮かせる）、肩を上げたり下げたりを20回繰り返します。ただし、肩が上がりにくい人は、無理をしないようにしましょう（図1参照）。

また、背中の「ハミ肉」には、両手を後ろで組

[図1]

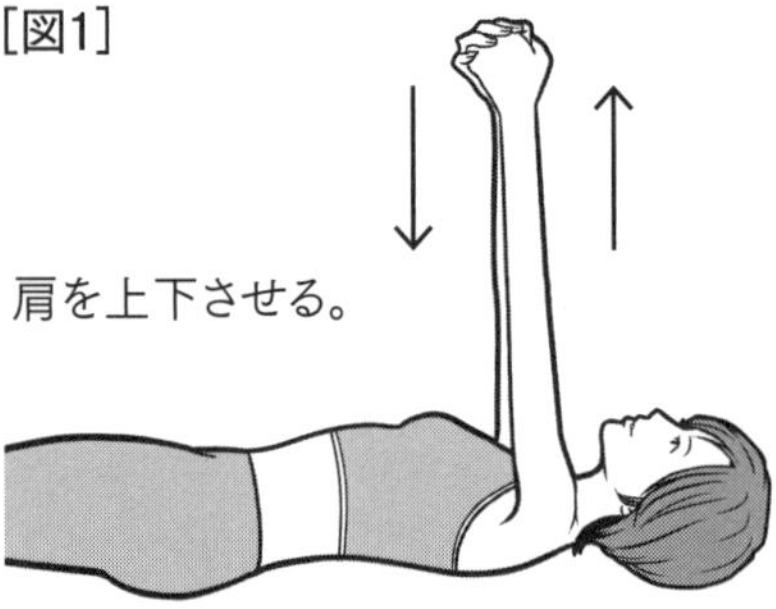

[図2]

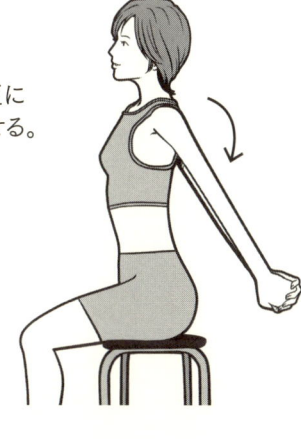

肩を左右、交互に
後ろへ回転させる。

み、左右の肩を交互に8回ずつ後ろに回すように動かすエクササイズが効果的です（図2参照）。その時、おなかをしめることを忘れずに。腰を傷めてしまいます。

私の診察室にも、五十肩などで、肩が上がらないという患者さんが多くみえます。長年、動かさないできたために、肩甲骨の可動域が非常に小さくなり、腕が回せない、肩が上がらないといった症状が現れてしまうのです。日頃から、ストレッチなどで体を動かす習慣を身につけておくことが大切です。

キレイを保つための習慣

肩を大きく動かし「ハミ肉」を解消

65歳に見える女《ひと》
小さめサイズを
無理して着ている

35歳に見える女《ひと》
体型に合った服を
着こなしている

20年前には余裕をもって着ていたお気に入りの服を、久しぶりに着ようと思って試着したら、上着の腕回りがパンパンになっていたり、太ももで引っかかってジーンズが上がらなくなっていたりすること、ありますよね。「体重は変わっていないのに、なぜ？」と思いたくなります。

端的にいえば、体重は変わらなくても、体型は変わるということです。筋肉が衰え、体脂肪が増え、胸やおしりも少しずつ下がってきます。それは、自然な加齢現象であり、ダイエットやエクササイズで努力したとしても、そのように変化していく時の流れを完全に止めることはできません。

たいていの場合、体重が変わらなくても、年齢を重ねるにつれ、サイズも1つ、2つ大きくなっていくものです。しかし、その現実がなかなか受け入れられない場合があります。

「若いままでいたい」「太ったと思われたくない」という気持ちが強いと、小さめサイズに執着しがちで、ジャストサイズより、ワンサイズ小さい洋服を買ってしまうのです。

そして、「今ダイエット中だから、1か月後には、ゆとりをもって着られるはず」と言いわけをしながら、小さめサイズを無理して着ることになります。しかし、多くの場合、1か月経っても洋服はきついままなのです。

今の自分に合ったサイズ、デザインを

現状に満足せず、がんばってもう少し痩せたい、若々しくいたいと思うことは、ポジティブな考え方や生き方という点においては、評価されるべきことだと思います。しかし、そのために、きつい服を無理に着ている状況は、あまり「美しい姿」とはいえません。

窮屈そうな装いは、見ている人にも窮屈な思いをさせますし、苦しそうに着ていると、かえって太って見えることが少なくありません。

自分の体に適したサイズの服を無理なく着ることは、「おしゃれ」の基本条件といえるでしょう。もし、小さいサイズの服を着たいなら、自分の体型がそのサイズに合った状態になってから着るべきです。

また、サイズ選びとあわせて、年齢に合ったデザイン選びも重要でしょう。たとえ同じサイズの洋服であっても、20代、30代に似合うデザインと、ミドルエイ

ジが着てしっくりくるデザインは、やはり違うのだと思います。

最近は、ミドルエイジ向けに、おなか回りや腰回りにゆとりのあるデザインや、股上深めのパンツ、ウエストがゴム仕様のジーンズ風パンツなど、無理なく着こなせるデザインの洋服が増えています。こうしたデザインのものを最大限活用して、年齢に合った素敵な着こなしにチャレンジしてみることをおすすめします。

ゴムウエストの服はいくらでも伸びるので、「肥満を促す」と敬遠されがちですが、40~50歳以降では、きつい服で血流を滞らせるほうが健康にとってマイナスです。きつい服を長時間着用していると、血流障害が起こり、腰痛などが悪化するケースもあります。

体型維持や肥満予防にはエクササイズや食事で取り組むとして、服装は、今の体型に合ったサイズ、デザインを重視してコーディネートしましょう。ファッション雑誌などを見て、おしゃれな着こなし術を研究してみるのもいいですね。

キレイを保つための習慣

体型に合ったサイズ、デザインの服を選ぶ

—COLUMN—

更年期ダイエットの落とし穴

基礎代謝量が低下し、女性ホルモンの変化によって筋肉量も減少してくる更年期では、ダイエットの取り組み方にも注意が必要になります。運動をせず、食事制限のみに頼るダイエットは、食事量を減らすことによって栄養バランスが悪くなりやすく、おすすめできません。

また、極端な減量をすると、必ずと言っていいほど、リバウンドを引き起こします。ダイエットとリバウンドを繰り返すと、肌や髪などの老化が速まるほか、内臓脂肪がつきやすくなり、生活習慣病のリスクも高まります。体型は細くなったけれど、体の中はボロボロ、見た目も老け込んでしまった、ということにもなりかねません。

減量の目安は1か月1kg以内、1日ご飯茶碗1杯分減らす程度にとどめるべきです。そうすれば、無理なく取り組め、リバウンドの心配もありません。

3章

ちょっとした習慣で体内から「加齢」を防げます

65歳に見える女《ひと》
冷たい飲み物をよく飲む

35歳に見える女《ひと》
温かい飲み物をよく飲む

夏は冷たい炭酸飲料やビールで涼をとり、冬は温かい紅茶やココアで暖をとる。当たり前のことのようですが、最近では、その「常識」が変わりつつあります。季節にかかわらず、冷たい飲み物の飲みすぎは健康を害しやすく、温かい飲み物のほうが体によいといわれるようになってきました。なぜなのでしょうか。

私たちの体温は約36℃ですが、内臓の温度はそれより1℃以上高く、37・5℃くらいあるといわれています。その内臓に、10℃以下の冷たい飲み物が短時間で大量に到達すると、内臓は一気に冷やされることになり、胃腸などの機能が低下してしまうのです。そして、体は失われた体温を戻そうとして、エネルギーを消耗します。

よく、夏場に冷たい飲み物を飲みすぎると夏バテするといわれますが、これは、極端に低下した体温を元に戻そうとして、体力を消耗することにより、体が疲労して起こる現象なのです。

したがって、体調に配慮するなら、夏でも冬でも、内臓の温度に近い、常温かやや温かめの飲み物を飲むことがよいといえます。

また、冷たい飲み物を飲みすぎて体温の低い状態が続くと、血流が悪くなり、新陳代謝や免疫機能にも悪影響を及ぼします。皮膚のターンオーバーにも時間がかかるようになり、肌老化が進むほか、基礎代謝量も低下するため、痩せにくくなるというデメリットも生じます。こうしたことから、季節にかかわらず、内臓体温より温かい飲み物を飲むほうがよいといわれるようになってきたのです。

冷たい飲み物と温かい飲み物を使い分ける

基本的には、胃腸に負担をかけず、体も冷やさない温かい飲み物がおすすめですが、場合によっては、冷たい飲み物のほうが体によいケースもあります。

例えば、ジョギングやエクササイズなどで大量に汗をかき、体温もかなり上昇している時は、冷たい飲み物を飲むようにします。冷たい飲み物は、温かい飲み物に比べて吸収が早いため、水分補給が必要な時には好都合なのです。また、体を冷やす効果もあるため、熱中症の予防にもなります。

一方、クーラーの効いた部屋などで、体を冷やさないほうがいい時は、温かい飲み物のほうが適しています。温かい飲み物は、吸収に時間がかかるため、胃腸にも負担がかかりません。胃腸の調子が悪い時も、温かい飲み物を飲むようにしましょう。このように、状況に応じて、冷たい飲み物と温かい飲み物を使い分けるようにすることが、健康と美容を保つ秘訣です。

また、飲み方にも工夫が必要です。成人が1日に必要とする水分は約2・5リットルといわれていますが、そのうち約1リットルは食事などでまかなえるため、水分補給として飲む量の目安は、約1・5リットルと考えられます。

これを1日7~8回に分けて少しずつ飲むようにします。一気に大量に飲むと、胃腸に負担がかかるため、少量を頻回に分けて飲むのがコツです。

水分をとるタイミングは、起床後すぐ、入浴の前後、就寝前の4回を中心とし、のどが渇く前に補給するのがポイントです。夏場は温かい飲み物は飲みにくいので、常温の水(水道水、または一度沸騰させてから常温に冷ました白湯など)が向いています。コーヒーや紅茶などのカフェインの入ったもの、ビールなどアルコールの入ったものは、利尿作用があるのでとりすぎは避けましょう。

キレイを保つための習慣

温かい飲み物をこまめに少量ずつ飲む

65歳に見える女《ひと》
エアコンで室温調節をしている

35歳に見える女《ひと》
服装で体温調節をしている

夏の暑さも、冬の寒さも、エアコンの室温調節のみで乗り切ろうとしていませんか。特に、夏の暑い時期は、オフィスでも、電車の中でもエアコンが強く効きすぎていて、寒く感じられることも少なくありません。エアコン頼みの生活を送っていると、体調を崩してしまう可能性もあります。

更年期になると、上半身は熱いのに、手足の指先や腰、下半身に冷えを感じる症状が現れることがあります。これは「冷えのぼせ」といわれる状態で、「冷え」から生じる血流障害が原因で起こります。

血流障害が起こると、手足の末端が冷たくなる一方で、脳の血流を低下させないようにしようとする機能が働いて、上半身を中心に血流が活発になり熱くなります。すると、体温を一定にしようと、自律神経が過剰に働き、バランスを崩して「冷えのぼせ」をさらに悪化させてしまうのです。

体の「冷え」は冬の寒さによっても起こりますが、意外と見落としがちなのが、夏の暑さのなかで使われるエアコンの影響です。

暑い屋外から急にエアコンの効いた寒い部屋に入り、また暑い外へ、というように、温度差の激しい場所を行き来していると、自律神経が対応しきれなくなり、不調をきたしやすくなります。

極端な温度変化や、エアコンによる体の冷やしすぎは、健康障害を引き起こしやすいということにも留意しておきましょう。

重ね着でゆるやかな温度調節を

女性の体にとって「冷え」は大敵。体を冷やしすぎないようにするには、エアコンの室温調整で暑さ、寒さをしのぐのではなく、服装で体温調節をすることがすすめられます。

夏の場合は、エアコンの温度をやや高めに設定し、薄着をして肌寒く感じるようになったら、薄手のカーディガンを1枚はおるようにします。暑くなったら、そのカーディガンを脱いで、温度調節を図りましょう。下半身の「冷え」を防ぐためには、ひざ掛けやストールを腰に巻いて保温性を高めます。

エアコンで室温調節するよりも、衣類や掛け物で体温調節をするほうが、体が感じる温度変化がゆるやかなので、体に大きな負担をかけることがありません。

冬の寒さ対策としては、冷えやすい箇所を局所的に温める工夫が必要です。温めるとよい部位は、首、肩、おなか、おしり、手首、足首などです。

特に、首回りは寒さに敏感な部位です。薄いスカーフ1枚でも巻いておくと、保温効果が得られます。季節を問わず、外出先で急な温度変化にも対応できるよう、バッグにスカーフを1枚携帯しておくと便利ですね。

手足が冷たい時は、手足をじかに温めたくなりますが、体の中心を温めるほうが、むしろ効果的です。おなかや腰回りにカイロなどを当てて温めると、全身の血流がよくなり、手足もしだいに温まってきます。

また、「冷え」対策には、食生活への配慮も必要です。

冷たい食べ物、飲み物をはじめ、水分の多い生野菜や果物、豆腐、海藻、糖分を多く含む食品は、体を冷やすため、とりすぎないようにします。一方、ショウガやネギ、ニラ、ニンニク、カボチャ、牛肉、鶏肉、いわし、みそ、クリなどには、体を温める作用があるため、食事に多く取り入れるよう心がけましょう。

キレイを保つための習慣

重ね着スタイルで、寒暖の変化に対応する

65歳に見える女《ひと》
シャワーで済ませる
お手軽入浴派

35歳に見える女《ひと》
湯船につかる
ゆったり入浴派

時間に追われて浴槽に湯を張るのが面倒、夏場に熱い湯につかると余計汗をかいてしまう、などといった理由で、入浴をシャワーで済ませていませんか。

しかし、シャワーでは、皮膚の表面を温めることしかできず、体の深部までしっかり温めることができません。基礎代謝量が低下し、体が冷えやすいミドルエイジには、シャワーよりも、湯船につかる入浴がおすすめです。

「冷え性」の人の場合、手足の末端が冷えやすく、胸やおなかなどの体の中心部との温度差が開きやすい傾向があります。これは血流が滞って起きる現象です。こうした人の場合、湯船につかることで、全身を一定の温度に温め、血流を促し、温度差を解消することができます。

全身の血流が促進されると、「冷え」だけでなく、肩コリや腰痛、むくみなどの症状も改善されます。

また、お湯につかる入浴は、自律神経のバランスを整える効果も期待できます。自律神経は、緊張が高まる時に優位に働く交感神経と、リラックスする時に優位に働く副交感神経によって成り立っています。

ぬるめのお湯につかる入浴法を実践すると、副交感神経の働きが高まり、心身の緊張をゆるめて休息させることができ、ストレス解消にもなるのです。こうしたリラックス効果は、シャワーをサッと浴びるだけでは得られません。

ぬるめのお湯で半身浴するのが効果的

湯船につかる入浴でのポイントは、お湯の温度をぬるめ（夏なら37〜38℃、冬なら39〜40℃）に設定するということです。

入浴時の湯温と体温の関係について実験した研究結果では、42℃の湯に10分つかった場合と、38℃の湯に10分つかった場合とでは、湯上がり後の体温変化が大きく異なることがわかっています。

42℃の湯では、湯につかっている間は体温が上がりますが、湯上がり10分後には、入浴前の体温まで下がってしまいます。一方、38℃の湯では、入浴後10分経っても、湯につかっている時と同じ体温を保つことができるのです。

体の芯までしっかり温めたい時は、みぞおちの下まで湯につかる半身浴で、20〜30分つかるようにします。

また、めまいやのぼせがあって入浴できない場合には、足浴で手軽に体を温める方法が適しています。

バケツにやや熱めの湯を、くるぶしがつかるくらいの深さになるように入れ、隣に、水（常温）を入れたバケツも用意しておきます。最初に、湯の入ったバケツに両足を入れ、10分ほど温め、続いて水の入ったバケツに入れ、足を冷やします。足が冷めたら、再び湯に足をつけます。これを3回ずつ交互に繰り返します。湯と水に繰り返し足をつけることで、血流が促進され、新陳代謝が活発になり、全身を温める効果があるのです。

半身浴でも、足浴でも、最後に上がる時は、足先に冷たい水をサッとかけると、血管が収縮し、熱を閉じ込めて、温かさを保つ効果があります。

入浴後は、湯冷めしないうちに床に就くようにし、「冷え」を防ぎます。足浴の後も、足の水分をよく拭き取り、乾かしたら、靴下を履いて保温します。肌の保湿と、水分補給も忘れないようにしましょう。

キレイを保つための習慣

ぬるま湯にゆっくりつかり「冷え」を解消

65歳に見える女《ひと》
寝る時間が「惜しい」
35歳に見える女《ひと》
寝る時間が「欲しい」

更年期が近づくと、「寝つきが悪くなった」「眠りが浅くなった」と訴える女性が増えてきます。

これは、女性ホルモンの低下で、眠くなりやすいのに、自律神経のバランスが乱れて交感神経の緊張がとれないことから睡眠が妨げられたりすることで、不眠が起こりやすくなるからです。また、ストレスなどにより不安が強まることで熟眠できにくくなることもあります。

これとは別に、夜更かしなどの生活習慣が原因となり、睡眠のサイクルが乱れてしまうケースもあります。

日頃、忙しくしていると、ストレス発散の機会がなく、睡眠を削ってでも、好きなことに時間を費やし、気持ちをリフレッシュさせたいと思うものです。こうしたストレス発散法はたまに実行するなら問題ありませんが、毎日続けていると、生活リズムも体調も崩してしまうことになります。

「やりたいことを全部やり尽くして、余った時間を睡眠に充てる」という考え方は改め、健康のために一定の睡眠時間をきちんと確保するようにしましょう。

長時間睡眠にこだわらない

それでは、睡眠時間はできるだけたっぷりとったほうがいいのかというと、そうとも限りません。適当な睡眠時間には個人差があり、8時間必要な人もいれば、6時間で十分な人もいます。

基本的には、昼間の活動に支障がなければ（眠気に襲われて仕事が手に着かないなど）、睡眠時間は足りているといえます。

「必ず7時間は寝なければならない」というように時間にこだわると、それがストレスとなって不眠をまねきやすくなるため、睡眠時間にこだわりすぎないことが大切です。眠くなったら床に就き、熟眠を経て、朝すっきりした気分で起きられることが望ましいといえます。

なかなか寝つけない時は、無理に布団に入らず、本を読んだり、好きな音楽を聴いたりして、気持ちをリラックスさせるようにします。

日中の活動量が少ないと、心身の疲労も少なく、眠くなりにくくなります。外出したり、軽い運動をしたりして体を動かすことも、眠りやすさにつながります。また、寝る前に飲食すると、心身が覚醒し、眠りにつけなくなります。就寝の2～3時間前までに食事は済ませるようにしましょう。

また、快適な睡眠環境を整えることも重要です。部屋は暗くして視覚刺激をなくし、室温も暑すぎず寒すぎないよう調整しましょう。安眠を妨げる寝具は避け、枕の高さ、敷き布団の硬さなどは心地よく眠れるものを選びます。首回りを少しだけ冷やすと気持ちよく体温が下がり、眠れるようになることもあります。

ほてって寝汗がひどい、皮膚のかゆみが止まらないなど、更年期障害の症状が原因で眠れない場合は、産婦人科を受診することをおすすめします。ホルモン補充療法で症状を抑えることで、安眠が得られやすくなります。不眠が長引いても安易に睡眠薬に頼らず、睡眠外来などの専門医に相談しましょう。

キレイを保つための習慣

快眠のために生活習慣・睡眠環境を整える

65歳に見える女《ひと》
スマホやパソコンを
長時間見ている

35歳に見える女《ひと》
スマホやパソコンを
見続けない

「スマホ依存症」なんて、10代の中高生の話……などと思い込んでいませんか。実は、最近の調査では、スマートフォンに依存していると自覚している人の割合が、30代、40代で8割以上、50代でも7割近くに上ると報告されています。

一方、オフィスワークではパソコン作業が主流となり、仕事で長時間パソコンに向き合っている人も少なくないでしょう。現代社会では、生活においても、仕事においても、パソコンやスマートフォンなどのIT機器が切り離せなくなっています。

こうしたなか、液晶画面を長時間見続けることで起こる「VDT症候群」(Visual Display Terminal Syndrome) に陥る人も増えています。

VDT症候群とは、パソコンのディスプレイやスマートフォンなどの画面、テレビなどを長時間見続けることにより、心身の不調をきたす病気です。具体的な症状としては、目の疲労、ドライアイ、首や肩、腰のコリや痛みなどの身体症状、イライラや不安などの精神症状などがあげられます。

VDT症候群が悪化すると、視力の低下をまねいたり、心身の不調から不眠やうつ病などを併発したりすることもあるため、予防や症状の改善に努めることが肝要だといえます。

1時間に10分の休憩をとる

パソコンに向かう場合は、1時間につき10分程度の休憩を規則的にとり、休憩の10分間はパソコン画面を見ないようにします。目を閉じたり、遠くの景色を見たりして目を休めましょう。

また、閉じた目の上から、40℃に温めた蒸しタオルを3分間当てて安静にすると、目の回りの血流がよくなり、ピント調節機能が向上するとともに、ドライアイも改善させることができます。

パソコン環境も重要で、画面が明るすぎても、暗すぎても目が疲れやすくなるため、ディスプレイの輝度を適切な明るさに調整します。目安として、画面の白い部分が、紙の白さと同じくらいになるように調整するといいでしょう。

また、画面に外光が映り込むと画面がちらつきやすくなるため、ディスプレイに液晶保護フィルムなどを貼り付けると、画面が見えやすくなります。

このほかの疲れ目の原因として、液晶画面から発せられる「ブルーライト」がります。ブルーライトに反応して、瞳孔を縮小させようと目の筋肉が酷使され、目が疲れるのです。最近では、このブルーライトをカットするフィルムやメガネも普及しており、こうしたグッズを活用することもすすめられます。

使い方にも注意が必要です。スマートフォンは、電車での移動時間や、人と待ち合わせをしている時の空き時間などにも利用されることが多く、自覚している以上に長時間使ってしまっているものです。使用時間を自分で管理するようにし、使う頻度や時間を見直しましょう。

スマートフォンの場合、パソコンと違って画面が小さく、手に持つため画面が揺れやすく、視点が定まりにくいという特徴があります。このため、歩きながら使うと、目に負担がかかることから、「歩きスマホ」はおすすめできません。また、画面を目に近づけやすくなるため、疲れ目を助長させることになります。2～3分に1回は、画面から視線を外すようにしましょう。

キレイを保つための習慣

液晶画面から時々目を離して休ませる

65歳に見える女《ひと》
老眼鏡を使わずに
がんばって読んでいる

35歳に見える女《ひと》
老眼鏡を使って
無理なく読んでいる

40代から50代の女性を対象にしたある調査で、「最もショックな老化現象は？」との問いに、「肌のシミ、シワ」や「白髪」を抑えて、1位となったのが「老眼」だったそうです。しかし、シミやシワはメイクでカバーできますし、白髪も染めれば気になりません。しかし、老眼を隠すためには、老眼鏡をかけずにガマンするしかないため、「目の老化」を素直に認めたくない気持ちと、近くの文字が読みにくい不便さとの狭間で、せめぎ合いが生じるのでしょう。

手元の文字が読みにくくなっても、周囲の目が気になり、しばらくの間、老眼鏡をかけずにガマンしている人は、少なくないのではないでしょうか。

なかには、老眼鏡をかけて矯正すると老眼の度が速く進むといった誤解をしている人もいるようです。実際には、老眼鏡で矯正しても、しなくても、老眼の度は同じように進みますから、老眼鏡をかけずにがんばる意味はありません。

むしろ、老眼で見えにくくなっているにもかかわらず、メガネで矯正せずに、無理をして小さな文字を読もうとすると、目に負担がかかり、疲れやすくなるうえ、見えにくい状態を放置しておくと、頭痛や肩コリなどの不調を引き起こすこともあります。老眼の兆候を自覚したら、老眼鏡を使って矯正し、目の負担を軽減するようにしましょう。

ファッション性の高い老眼鏡も

老眼は、一般的には40歳くらいから自覚症状が現れ、度は少しずつ進んでいき、60歳を過ぎると、進行が止まります。老眼の度数は、「＋1・0」から、0・5刻みで、「＋6・0」までありますが、度数と年齢の目安は、40〜45歳が「＋1・0」、45〜50歳が「＋1・5」、50〜55歳が「＋2・0」となっています。

実際に購入する際は、眼鏡店で度数を測定してもらい、現在の度数に合ったものを買い求めるようにしましょう。

買い換えの目安は、2〜3年といわれています。「当分買い換えたくない」という理由で、最初から度の強めのメガネを購入する人がいますが、目に負担をかけるだけでなく、頭痛や首、肩のコリなどが起こったり、気分が悪くなったりといった健康障害を引き起こしかねません。度の強すぎるメガネは避けましょう。

老眼鏡にもさまざまな種類があり、用途に応じて適したタイプのものを選ぶようにします。

キレイを保つための習慣

おしゃれな老眼鏡で目の健康をキープ

読書の時、手元の資料を読む時などに特化して使用するなら近用単焦点レンズ、パソコン作業のように、手元よりも少し遠い距離もよく見える必要があるなら、少し度数を落とした単焦点レンズ、メガネをかけたまま近くも遠くも見る必要があるなら遠近両用の多焦点レンズが向いています。

近頃は、ミドルエイジでも抵抗なく使えるようなおしゃれなデザインの老眼鏡も増えています。外出先で、メニューや値札を確認する時だけ、サッとかけられるような、ポケットサイズの手軽な老眼鏡も販売されています。デザイン性の高い老眼鏡を使いこなし、ファッションの一部に取り入れても素敵ですね。

また、100円ショップで販売されている老眼鏡は、一時的に使うのであれば問題はありませんが、レンズが自分の目に合っていない場合があります。日常的に使用するのであれば、専門の眼鏡店で度数などを測定してもらい、自分の目にぴったり合ったレンズを選んで購入することをおすすめします。

65歳に見える女《ひと》
いつも同じ肩に
カバンを掛けている

35歳に見える女《ひと》
左右の肩に交互に
カバンを掛けている

日頃、次の項目のどれかに当てはまる動作をしていませんか。
・いつも同じ側の肩にショルダーバッグを掛けている
・いすに座る時、脚を組むことが多い
・食事をする時、同じ側の歯でかむことが多い
・立っている時、片側の足に重心をかけている

ここにあげた動作は、体のゆがみを起こしやすい習慣です。すぐに改めるようにしましょう。例えば、ショルダーバッグを掛ける肩は、多くの人が右か左かに偏ってしまうのが普通です。長年同じ肩に掛けてきたバッグを、いきなり反対側の肩に掛けようとしても、うまく保持できません。

ショルダーバッグはできるだけ使わず、手提げのバッグにし、それをできるだけ左右交互に持ち替えるようにするといいでしょう。また、両肩で背負えるリュックタイプのバッグであれば、左右のバランスがとれているため、体のゆがみを生じさせにくいといえます。

同様の理由で、脚を組む座り方も、左右のバランスが崩れ、体にゆがみを生じさせやすくなります。

体のゆがみをストレッチで解消

体にゆがみがあると、首の傷み、肩コリ、腰痛、手足のしびれ、さらには、頭痛やめまい、耳鳴り、顎関節症、関節痛など、さまざまな不調が起こります。

骨盤のゆがみの解消には、骨盤ストレッチ体操が有効です。まず、仰向けに寝て、両ひざを立て、足の裏は床につけたままにします。息をゆっくり吐きながら、両ひざをつけたまま両脚を右側に倒します。この時、両肩が床から離れないように注意します。息を吐き終わったら、今度は息をゆっくり吸いながら、両脚を元の位置に戻します。左側も同じように行います（図3参照）。

また、背骨のゆがみを改善するには、次のようなストレッチが効果的です。

まず、右腕を上げ、頭の後ろでひじを曲げてダランとさせます。右ひじに左手を置き、左側に引きながら右腕の二の腕を伸ばします。次に、右腕はそのままで、左腕を背中に回し、左手は下から、右手は上から伸ばして、両手の指を掛け合います。同じようにして、逆側もやってみます（図4参照）。

無理のない範囲で、こうしたストレッチ運動を続けてゆがみを直しましょう。

[図3]

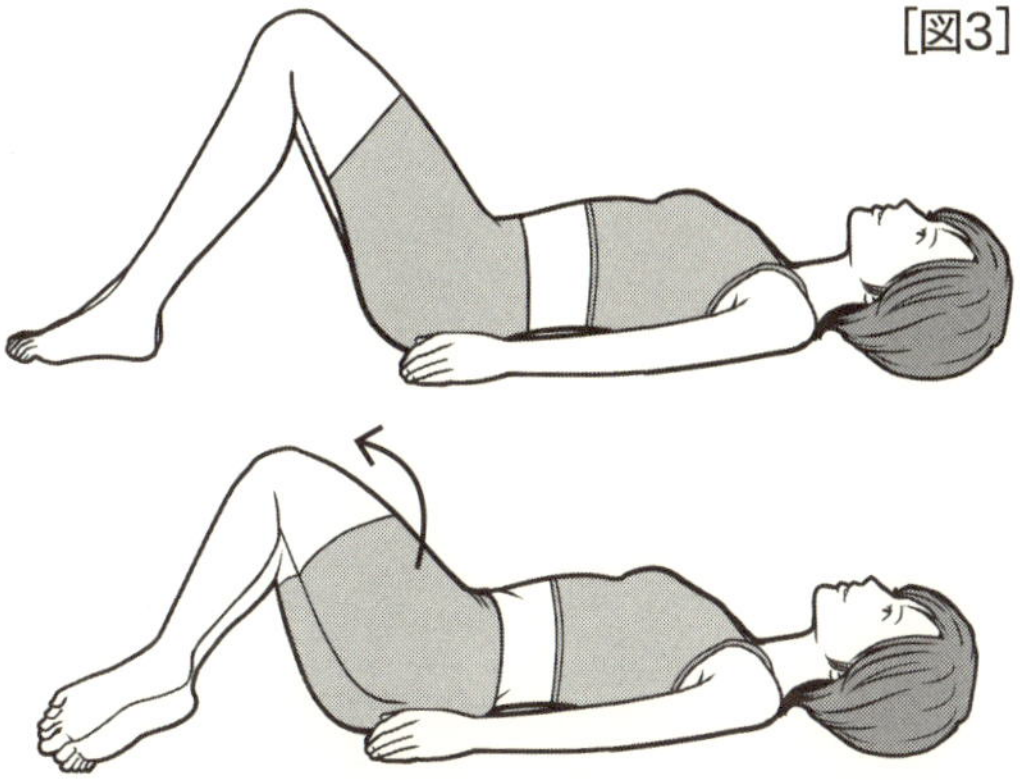

キレイを保つための習慣

左右の筋肉を均等に使う

[図4]

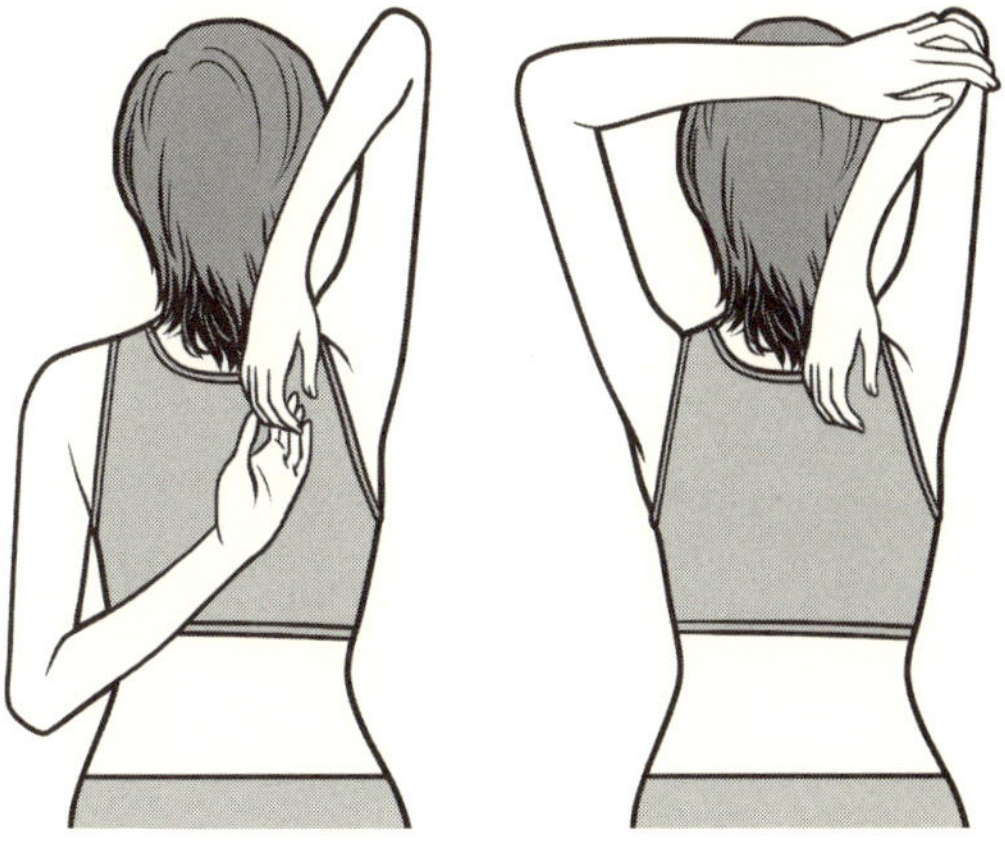

65歳に見える女《ひと》

胸式呼吸をしている

35歳に見える女《ひと》

腹式呼吸をしている

「胸式呼吸」とは、肋骨を大きく広げ、胸をふくらませるようにして息を吸う呼吸法、「腹式呼吸」とは、肋骨は広げず横隔膜を下げて、肺を下側に広げて息を吸う呼吸法です。

胸式呼吸は速く浅い呼吸で、主に、日中、緊張を高め、活動している時に行われる呼吸法です。一方、腹式呼吸はゆっくりとした深い呼吸であり、休憩時や睡眠時のくつろいだ状態で行われる呼吸法です。一般的には、胸式呼吸は女性に多く、腹式呼吸は男性に多いといわれています。

胸式呼吸は、浅く速い呼吸であることから、自律神経のうちの交感神経（緊張を高める神経）を刺激しやすく、緊張感をもって活動に集中する時には好都合です。

しかし、ずっと胸式呼吸をしていると、緊張が続き、血流が滞って代謝が低下し、冷えやむくみ、肥満、便秘などが起こりやすくなります。また、神経も休まらないため、疲れやすく、ストレスもたまります。

仕事や家事の合間にひと息つきたい時や、一日の活動を終えて眠りに就く前などには、腹式呼吸を実践してみましょう。体調が整うだけでなく、リラックス効果も得られ、心身ともにすっきりします。

特に、多忙な時、緊張が続いている時などは、意識的に腹式呼吸を取り入れることで、疲労を回復し、自律神経のバランスを調整する効果が得られます。

精神を安定させ、安眠効果も高い腹式呼吸

腹式呼吸は次の手順で行います。

まず、いすに深く腰掛けるか、床にあぐらをかいて座ります。背筋を伸ばし、胸を張るようにして、両手を丹田（おへその少し下）辺りに軽く当てます。そのまま、鼻からゆっくりと、5秒間かけて息を吸い込みます。

この時、手を置いた下腹部が、肺に入った空気に押されて前に押し出されるようなイメージをもちましょう。おなかがふくらみ、置いている手も一緒に押される感じを意識します。

息を吸い終わったら、5秒間、息を止めます。そして、吸った時の2倍の時間に当たる10秒間かけて、口から息を吐き出します。この時、口はすぼめて少しずつゆっくり吐き出します。

息を吐き出すのと同時に、ふくらんでいたおなかがへこんでいく状態をイメー

ジします。息は吐き切るようにし、吐き終わりは、おなかが背中側にくっつくぐらいへこませます。

これを5回繰り返します。5回を1セットとし、1日3～4セット行ってみましょう。

慣れないうちは、おなかをふくらませることがなかなかできないという人もいるでしょう。そういう人は、仰向けの姿勢でやってみてください。座位よりもやりやすいはずです。慣れてくれば、座った姿勢や立った姿勢でもできるようになります。

腹式呼吸は副交感神経を優位に働かせるため、気分を落ち着かせ、リラックスさせる効果があります。寝つきが悪い時などに、布団のなかで数回行うと、心身が休まり、眠りに就きやすくなります。イライラした時や不安が強い時などにも実行すれば、精神を安定させることができます。

キレイを保つための習慣

腹式呼吸で心身の不調を取り除く

65歳に見える女《ひと》
ずっと元気なので
医者いらず
35歳に見える女《ひと》
「かかりつけ医」を
もっている

皆さんは「かかりつけ医」をもっていますか。

「かかりつけ医」とは、自分の持病や体質、既往歴、家族構成などをよく知ってくれていて、体調不良の時に診察してもらえるだけでなく、健康相談にも気軽にのってもらえるような医師のことです。

40代後半から50代にかけては、更年期に差しかかり、体も変化しますし、歳を重ねてきてさまざまな不調も起こりやすい年代です。小さな健康トラブルでも、気軽に相談でき、必要に応じて専門医を紹介してもらえるような、信頼のおける「かかりつけ医」をもつべきタイミングではないでしょうか。

「かかりつけ医」は一般的には内科医であることが多いですが、更年期障害や婦人科の病気がある人なら産婦人科医、持病を長年診てもらっている医師を「かかりつけ医」とすることもできます。過去、現在だけでなく、将来にわたって、長く、自分の健康を管理してもらえる医師が適しています。

これから年齢を重ねれば重ねるほど、健康不安は大きくなっていくでしょう。自分が60歳、70歳になった時のことも見越して、信頼できる身近な医師を見つけておくことは重要だといえます。

コミュニケーションのとりやすい医師を

自分に合った「かかりつけ医」選びのポイントは次の通りです。

・自宅に近いか、または通いやすいクリニック（診療所）の医師
・相性のよい（話しやすい）医師
・こちらの疑問や質問に快く、ていねいに答えてくれる医師
・他科の専門医や、規模の大きな病院と連携をもっている医師

このうち、自宅に近いこと、通いやすいことは重要なポイントです。元気なうちは遠いクリニックでも通えますが、足腰が弱くなっても気軽に足を運べることを考えれば、近いほうが好ましいといえます。

また、常に担当者が変わる総合病院や大学病院ではなく、診療所やクリニックの医師のほうがいいかもしれません。大病院の医師は専門的すぎて、ささいな不調についての相談がしにくいかもしれません。

意外と重要なのは、話しやすい医師であるかということ。人間どうしですから、相性の良し悪しはあります。評判がよくても、気軽に話しかけられない医師

は適さないでしょう。また、より高度な医療や、専門外の医療が必要になった時、適切な医療機関や医師を紹介してくれることも大切な要素です。

こうしたポイントは、口コミや評判を聞いただけでは判断できません。自分の足で医療機関を受診し、医師と直接対話したうえで決めるようにしましょう。

「かかりつけ医」を一度決めたら、むやみに替えないということも心にとどめておきます。たびたび替えると、医師といつまでも信頼関係を築くことができず、「かかりつけ医」としての役割を果たしてもらえなくなります。

これまで大病もせず、元気に過ごし、「医者いらず」の人生を送ってきたという人もいるでしょう。しかし、これから先は何が起こるかわかりません。病気になってから、慌てて「かかりつけ医」を探そうとしても、気に入った医師がすぐに見つかるとは限りません。健康なうちに「かかりつけ医」を決めておき、安心してミドル時代、シニア時代を送りたいものです。

キレイを保つための習慣

健康不安に備え「かかりつけ医」を見つける

—COLUMN—

更年期障害をどう乗り越える?

更年期は、女性が閉経を迎える前後の時期のことで、年齢でいうと45～55歳くらいまでを指します。更年期になると女性ホルモンが減少し、人によっては、さまざまな不定愁訴が現れます。のぼせ、多汗、冷え、頭痛、腰痛、関節痛、肩コリ、皮膚のかゆみ、めまい、耳鳴り、不眠、食欲不振、便秘、疲労感等々、その症状は多岐にわたります。

こうした更年期障害の現れ方には個人差があり、症状が強く、仕事や生活に支障が生じる人もいれば、ほとんど気にならないという人もいます。生活に支障がある場合は、産婦人科を受診することをおすすめします。ホルモン補充療法によって、症状が改善する場合が少なくありません。

更年期は誰にでも訪れるものであり、あまり気に病まないこと、不快な症状をガマンせずに治療を受けることが大切です。本書で紹介した生活習慣を取り入れることも、症状の軽減につながります。

4章

心のもち方が若さとキレイの決め手です

65歳に見える女《ひと》
「言いわけ」は
したくない
35歳に見える女《ひと》
「言いわけ」は
上手にしている

最近、自分に「言いわけ」をしたことがありますか。

「言いわけ」をするのはよくないこと。目標が達成できなかった時、自分で決めたルールが守れなかった時、自分の努力不足や意志の弱さを棚上げして、「言いわけ」する人にはなりたくない。そう思っていませんか。

確かに、物事がうまくいかなくても、「言いわけ」をせず、自分の足りなかったところを反省し、それを次に生かすことは大切なことです。目標に掲げていたことが何ひとつ実現せず、それをすべて「言いわけ」で片づけてしまう人生なんて、送りたくありませんよね。

しかし、「言いわけ」を全く許さないという厳しさには、息が詰まりそうです。

例えば、ダイエット中で、間食はとらないと決めているけれども、友人がケーキを手土産に訪問してくれた時、あなたならどうしますか。「ダイエット中なので、私はケーキを遠慮します。あなただけどうぞ」と言って、友人1人分のケーキをテーブルに出しますか。

もし、そうしたとして、友人はどう思うでしょうか。せっかくあなたのために買ってきたケーキを、自分ひとりで食べる心境はどうでしょうか。

この状況で、私が考える「正解」は、たとえ自分がダイエット中であったとしても、手土産を持ってきてくれた友人のために一緒にケーキを食べる、です。自分に厳しいことは立派ですが、それを貫くために、相手への配慮を欠いた行動をとることは、ある意味、自己中心的であるともいえます。

「完璧主義」になりすぎないこと

こんな時こそ、「間食はしないことにしているけれど、今日だけは、友人が訪ねてきてくれたので、特別に食べてもいいことにしよう」と、上手に「言いわけ」をしてほしいと思います。そして、友人と楽しい時間を過ごしている時は心おきなく食べ、夕食を控えめにしたり、翌日の食事のエネルギー量を抑えたりといった調整で対処しましょう。

友人への気づかいができたうえで、こうした「帳尻合わせ」もできる人こそ、「大人の女性」といえるのではないでしょうか。

こうした考え方は、仕事や家事など、生活のさまざまな場面でも応用できます。今日中に終わらせようと思っていた仕事が片づかない、先延ばしにしてしまっている家事が残っている……。そんな時に、急に予定外の用事が入ってしまったり、見込みが甘かったりして、うまくいかないことはあるものです。

そのつど自分を責め、追い込むのはやめて、「逃げ道」をつくることも必要ではないでしょうか。それは、「無責任」ということではありません。心のもち方に余裕をもつということで適度な「いい加減さ」も必要です。

「ねばならぬ」的な思考は心身の緊張を高め、疲労させます。50歳を過ぎたら、「ちょっとつまずいても何とかなる」「予定通りに進まなくてもあとで調整できる」と考えられるような、心のゆとりをもってもいいのではないでしょうか。

「完璧主義」になりすぎないようにすることで、イライラも減り、気持ちも楽になるでしょう。その結果、ストレスも軽減させることができれば、他人を思いやる余裕も生まれます。「言いわけ上手」になって、難局を乗り切る術を身につけることをおすすめします。

キレイを保つための習慣

完璧主義になりすぎず「言いわけ上手」になる

65歳に見える女《ひと》
イライラに立ち向かっている
35歳に見える女《ひと》
イライラをうまくかわしている

更年期は女性ホルモンのバランスも変わることから、ささいなことでイライラしたり、感情的になったりしやすい時期です。子どもや夫とつまらないことで言い合いになり、カッとなって怒りを爆発させたものの、あとから冷静になって思い返し、「言いすぎちゃったかな……」と反省することはありませんか。

まず、イライラしてしまう自分を素直に受け止めましょう。「自分は今、イライラしている」あるいは「イライラしそうだ」という状態を、客観的にとらえるのです。

そして、その「イライラ」をガマンして、封じ込めようとするのではなく、意識を別の対象に向けることで、「イライラ」の原因から自分を遠ざけるようにしましょう。

例えば、夫や子どものことでイライラしてしまうなら、一旦、夫や子どもから目を離し、別のものに目を向けます。家の中で、家族と顔を突き合わせることが避けられないなら、散歩や買い物に出掛けてみましょう。「イライラ」の原因が視界から消えることによって、怒りや苛立ちもおさまってくるものです。

「イライラ」と真っ向勝負するのではなく、「その場しのぎ」で問題をうまくかわしながら、怒りや苛立ちを大きくさせないことが重要なポイントです。

「イライラ」の傾向を冷静に分析する

「イライラ」を引き起こす原因は、ストレスです。つまり、ストレスが多い人ほど、イライラしやすいということです。「イライラ」を減らすためには、ストレスをうまく発散したり、回避したりすることが有効だといえます。

まず、自分がストレスとして感じやすいことを分析してみましょう。子どもや夫のこと、仕事のこと、近所づきあい、実家との関係、仕事上の問題等々、思いつくことがいろいろあるはずです。

また、どんな時にイライラしやすいのかも見つめ直してみましょう。

例えば、1人で家にいる時はイライラしないのに、子どもや夫が帰ってくる夕方以降になると気持ちが不安定になるとか、仕事が多忙な時期はイライラしやすいというように、一定の傾向がみられることに気づくはずです。

そうした傾向を把握し、自覚することで、自分の感じやすいストレスを冷静に予測することができるようになるのです。「このままだと、イライラしそうだな」と思ったら、行動や考え方を切り替えます。10から1までカウントダウンする、その場から離れる、深呼吸するなどの方法で、間をおきます。すると、激しい感情がおさまり、問題を客観的に見つめることができるようになります。

どうしても怒りの衝動が抑えられない場合でも、怒りの表し方には一定の配慮が必要です。感情を爆発させ、暴力を振るったり、暴言を吐いたりすることは避けましょう。怒りをぶつけることで、あなたの考えや気持ちを周りの人に伝えることはできません。時間をおいてから冷静に話し合うほうが有効です。

日常的には、多忙や疲労が重ならないよう配慮します。疲れをほぐすために、早めの時間に入浴し、早く寝るようにしましょう。たっぷり睡眠をとることは、ストレスの解消にもなります。そして、気分をリフレッシュさせるためにも、週に一度は、ショッピングやお出掛けなど、自分への「ごほうび」を用意して、ストレスをためないような工夫をすることが大切です。

キレイを保つための習慣

衝動的なイライラは間をおいて逃がす

65歳に見える女《ひと》
気になったことに
いつまでも執着する

35歳に見える女《ひと》
気になったことを
忘れることができる

気がかりなことがあるとそのことで頭がいっぱいになり、他のことが考えられなくなる、済んでしまったことなのに、あきらめがつかず、いつまでもくよくよ悩んでしまう……。そんな感情にとらわれたことはありませんか。

気持ちの切り替えがなかなかできないのは、物事に執着しすぎるか、あるいは、融通が利かないことが原因だといえます。

こうした性格は必ずしもマイナスというわけではありません。ひとつのことにこだわり、とことん追究していくことが求められる課題や仕事もあります。また、決まりやルールに則って、秩序正しく物事を進めていかなければならない場面もあります。こうした時は、こだわりの強い性格はプラスに働きます。

ただし、人生においては、思い通りの成果や結果を得られなくても、その現実を受け入れて前に進んでいかなければならないことや、悩みや心配事を抱えながらも仕事や生活を続けなければならないことがあります。

気がかりなことを心の片隅にしまっておきながら、日常生活を支障なく送っていくふるまいが、社会生活を送る大人には求められているのです。

しかし、更年期前後では、女性ホルモンの分泌量が大きく変化するため、女性の心は不安定になりやすく、不安や緊張が強まる人も少なくありません。こうした体の変化に加え、子どもの受験や就職活動、夫の定年、近親者の介護、身内の死別など、ストレスの原因となるような出来事が重なりやすい時期でもあり、さらに精神状態が不安定になりやすくなるのです。

とにかく体と頭を動かす

こうした精神の不安定な状態が長引くと、更年期特有のうつ病になってしまうこともありますから、注意が必要です。更年期うつ病は、体内のホルモンバランスの変化と、生活面のストレスが重なることで、抑うつ（気分の落ち込み）や強い不安、不眠などの症状が現れるものです。

軽い抑うつ症状であれば、更年期障害に対する治療（ホルモン補充療法や漢方など）で改善することもありますが、精神症状が強く、長引いている場合は、精神科や心療内科などで、適切な診断・治療を受ける必要があります。

抑うつ症状が2週間以上続いている場合は、専門医の診察を受けることをおすすめします。

キレイを保つための習慣

仕事や用事に打ち込み、悩みを忘れる

不安が強い時に、「くよくよ悩むな」と言われても、自分の気持ちをコントロールすることはなかなか難しいものです。

あえて仕事や用事をつくり、体と頭を動かして、それに取り組むことで、自然と執着していることから抜け出せることがあります。体を動かすという意味では、ウォーキングやランニングなどの軽い運動で汗を流すのもいいでしょう。

また、一晩寝ることで、頭の中がすっきりすることもあります。気持ちが切り替えられない時は、早めに就寝しましょう。

気になっていること、悩んでいることを日記などに書きつける方法も有効です。自分の胸の内にため込まず、「吐き出す」ことで楽になれることがあります。

同じ理由で、親しい人に自分の悩みを聞いてもらうことも効果があります。50歳前後になったら、心おきなく話ができる友人をもっておくことが大切です。話を聞いてもらう友人には、価値観や感性が近い、同年代の女性が向いています。

65歳に見える女《ひと》
家族と自分は、
一蓮托生だと思う

35歳に見える女《ひと》
家族は家族、
自分は自分と思える

結婚したら「○○さんの奥さん」、子どもが生まれたら「○○ちゃんのお母さん」と呼ばれ、常に、家族の誰かの「脇役」のような存在となりがちな女性。もちろん、「妻」や「母」という家庭内の役割を担っているからといって、それが夫や子どもの「付属物」であるということにはなりません。

しかし、「付属物」とは思わないまでも、夫の肩書きや社会的評価、子どもの成績や才能が、自分の「価値」を左右するように思えてしまう女性は少なくないのではないでしょうか。自慢の夫や子どもが家族にいることが「ステータス」となり、自信につながるという人もいるかもしれません。

では、夫が会社でリストラされたら、あるいは、子どもが志望校を不合格になったら、あなたの価値も下がるのでしょうか。そんなことはないですよね。夫や子どもの失敗はあなたの失敗ではありませんし、夫や子どもの成功もまた、内助の功ではあっても本来のあなた自身の成功ではないのです。

家族の健康や幸せのためにサポートしたり、心を砕いたりすることが無意味だと言っているのではありません。家族の一員として、夫や子どもの支えとなり、尽くすことは大切なことです。しかし、あなたが支援し貢献する家族一人ひとりは、あなた自身ではなく、別人格の人間であるという意識ももっておく必要があるということです。

「夫離れ」「子離れ」が課題

結婚生活が長くなるほど、夫に過大な期待や見返りは求めなくなるものです。そういう意味では、「夫離れ」は早くできるかもしれません。

しかし、子どもとなると話は別です。夫に期待がもてなくなればなるほど、子どものほうに期待を寄せる母親は少なくありません。そして、子どもに自分の思い描く人生を歩ませたい、こんな道に進んでほしいと、知らず知らずのうちにレールを敷き、過干渉になってしまうのです。

こうなることは、何よりも子どものためによくありません。子どもの自立を妨げてしまう可能性があります。子どもが自分の意思で自分の人生を決められるように、「子どもは自分とは別人格である」という視点に立ち、少なくとも精神的に距離をおく必要があります。

特に、子どもが思春期を迎えたら、子どものやることに手出し、口出しはできるだけしないよう心がけましょう。そして、あなた自身の生活や人生を充実させること、あなた自身の人間性を磨くことに重点をおくようにします。

そのためには、家族関係だけに縛られず、外の世界でネットワークをもつことが望ましいといえます。趣味のサークルや地域のボランティア活動に参加したり、学生時代の友人との交流を再開させたりするのもいいですね。自分のすむ世界を広げることがよいきっかけとなります。

人間関係や活動の場が広がれば、視野も広がるでしょう。

活動領域が変わることで、自分の役割やポジションも変わります。そして、ひとつの価値観や考え方にとらわれず、場が変わるごとに、価値観やルールも臨機応変に変えていくための柔軟性も求められるようになるでしょう。

年齢を重ねると、「変化」に臆病になってしまいがちですが、あえて変化を受け入れ、新しい世界に飛び込むことで、若さを保ち続けてほしいと思います。

キレイを保つための習慣

夫離れ、子離れをして自分の世界を広げる

65歳に見える女《ひと》

相手の意見に
「うん」と言えない

35歳に見える女《ひと》

相手の話に
相づちが打てる

人と会話していて、「そうじゃないんだけどな」とか、「その考え方おかしいんじゃない？」と思うことがありますよね。自分と異なる意見を聞かされた時、どんなふうに対応していますか。相手の考えを否定し、自分の意見を押し通そうとしていませんか。

年齢を重ねると、自分が長年正しいと信じてきた考え方や、慣例に則って続けてきたやり方に固執してしまう傾向があります。特に、相手が自分よりも若い人だと、その意見を素直に受け入れにくくなるのではないでしょうか。

時代が変わり、社会が変わり、ＩＴ機器が発達して、コミュニケーションの手段や仕事のやり方なども様変わりしている世の中です。20年前には最も効率的と思われたやり方が今やそうではなくなっていたり、30年前に大勢を占めていた考え方が通用しなくなっていたりするものです。

若い人の意見に違和感を覚えたり、自分とは異なる考え方に反感をもったりしたとしても、相手の意見を尊重し、肯定的な気持ちで聞いてみましょう。相手の考えを否定しないということは、コミュニケーション術の基本といえます。

それは、自分の信念を簡単に曲げたり、他人の意見に流されたりすることとは違います。相手の意見に耳を傾けたうえで、自分の考え方も提示し、お互いに折り合いをつけていけばよいのです。相手を最初から否定してしまうと、話し合いになりません。自分の意見を聞いてもらうために、自分も他人の意見を素直に聞くという態度が必要なのです。

歳を重ねるほど寛容になれ

人は、年をとるほど頑固になります。よく、「歳を重ねて、人間が丸くなる」と言いますが、現実には、丸くなるどころか、角張ってくる人のほうが多いように思えます。

また、現代においては、年齢に関係なく、多くの人が「不寛容」になっていると感じます。社会のグローバル化が進み、多様な文化や価値観を受け入れていくことが求められる時代にもかかわらず、特定の価値観や考え方に固執し、それ以外の価値観を認めたがらない人がいます。

さらに、ささいなことですぐにカッとなったり、他人の小さなミスが許せなかったりする人も見受けられます。公共の場で、駅員や店員に暴言を吐いたり、暴力を振るったりする事件が相次いでいますが、他人の不手際や落ち度を徹底的にやり込めないと気が済まない性分なのでしょうか。他人を非難することで満たされた気分になるのだとしたら、かなり心がゆがんでいるといえます。

年を重ねるほど、いろんな意見や考えに耳を傾けられ、多様な人たちを尊重できる、度量の大きい人間になりたいものです。

寛容になるためには、人の話をよく聞き、その話に否定的な反応はしないということを心がけます。

それと同時に、見聞を広めることも大切でしょう。ニュースを見たり、新聞を読んだりして、今、社会で何が話題や問題になっているのか、関心をもち、自分とは異なる立場の人、異なる考えをもった人の存在を知ることが大切です。世の中にはいろんな文化や価値観がありますが、どれかに迎合するのではなく、互いに尊重し、共生していく意識をもつことが大切なのです。

キレイを保つための習慣

自分と異なる意見にも耳を傾ける

65歳に見える女《ひと》

他人のことに
気が回らない

35歳に見える女《ひと》

他人に対して
気づかいができる

約束の時間を守らない人、メールの返事をなかなか返さない人、集団行動をしている時に1人だけ別行動をとりたがる人、口を開けば自分や家族の話ばかりという人……。そんな人、あなたの周りにいませんか。

自分のことにしか関心がなく、人に合わせることができないタイプの人、言い換えれば、マナーがなっていない人ということです。

若い時ならいざ知らず、「50歳にもなってから、マナーや礼儀について指摘されることなんてあるかしら？」と思いたくなりますが、最近は、インターネットなどで、「マナー知らずの中高年」がやり玉にあがっているのです。

例えば、同じ共同住宅に住んでいる人とエレベーターで一緒になった時のことを想像してみてください。20代の女性が、あいさつもしないで黙ってエレベーターに乗ってきたとします。エレベーターの中の人は、「無愛想な若者だな」と思うでしょう。

しかし、それ以上、批判的な感情はわかないと思います。「若いからしかたない」と思うだけです。

これが、20代ではなく、50代の女性だったらどうでしょうか。批判はより強まると思います。「長年社会人をやってきて、あいさつもできないのか」「いい歳をして、最低限のマナーも知らないのか」と思われることでしょう。

50代といえば、成熟した大人であるはずですから、マナーが守れ、周りの人にも気づかいができて当然という目で見られます。そして、それができていなければ、批判もそれだけ強まるわけです。

気づかいのできる「大人の女性」に

傍若無人にふるまうことが「若さ」の現れではありません。それは、「未熟」なのであり、「若さ」と「未熟」をはき違えないようにすべきです。

マナーとは、相手や周りの人が不快にならないよう、あるいは気持ちよくなれるようにするための小さな心づかいのこと。マナーは、成熟した大人の女性が当然、心得ておくべきことです。

例えば、メールで食事に誘われた時、返事をすぐに返さないのは、「食事に行く気がないのだな」と思われてもしかたありません。相手に誤解を与えないためにも、返事は、遅くともその日のうちには返すようにしましょう。即答ができなくても、誘ってもらったお礼と、返事がいつ頃返せるかの見通しを、返信のメッセージで知らせるくらいの配慮はしてほしいと思います。

「私はルーズなので、メールの返事が遅れます。待ち合わせには遅刻します」と平然と言ってのける人がいますが、自覚しているなら直すべきでしょう。そんな自己中心的な言いわけが通用するのは、中学生か高校生までです。

会話をしている時にも、自分ばかり一方的に話して、相手をすっかり「聞き役」に仕立ててしまう人もいます。自分がしゃべりすぎたなと思ったら、相手に話題の主導権を渡すといった心づかいもできてほしいものです。

最も基本的なマナーは、「ありがとう」と「ごめんなさい」が素直に言えることです。相手への気づかいが足りないと気づいた時は、すかさず「ごめんなさい」が言えるようにすること、感謝の意もできるだけすぐに表すことが大切です。素敵な大人の女性は、マナーや気づかいも一流であることをお忘れなく。

キレイを保つための習慣

人を気づかう心を忘れない

65歳に見える女《ひと》
感動することが
少なくなった

35歳に見える女《ひと》
ささいなことにも
感動してしまう

最近、テレビや映画を見て泣いたことがありますか。「よく泣いてしまう」という人は、これからもおおいに泣いてください。感動して泣くことは、ストレス解消に大きな効果があるといわれています。

私たちの体の代謝や調節をつかさどっている自律神経には、交感神経と副交感神経があり、日中、活動をしている時には交感神経のほうが優位に働いています。交感神経には心身を緊張させる作用があり、心身がそのような状態にあるほうが仕事や家事などをしている昼間は好都合であるといえます。

一方、夜間になり、就寝すると、副交感神経のほうが優位に働き始めます。副交感神経は、心身の緊張状態を解き、リラックスさせる作用があります。

自律神経は自分で意識してコントロールできるものではありません。交感神経から副交感神経へのスイッチの切り替えは、体内で勝手に行われているものであり、朝、目覚めると、副交感神経から交感神経へと再びスイッチが切り替わるようにできているのです。

しかし、交感神経から副交感神経への切り替えが、寝る時以外にも行われることがあります。それが、感動して泣いた時なのです。つまり、テレビや映画を見て泣けば、副交感神経を優位に働かせることができ、リラックス効果を高めることで、ストレス解消につながるというわけです。

感極まって泣いた後、気分がすっきりしたと感じたことがあるのではないでしょうか。その感覚は、副交感神経による心身を休める効果によって得られるものなのです。

共感できる人ほど泣ける

よく、「年をとると涙腺が弱くなる」と言います。ドラマなどを見て涙もろくなってしまう機会も、若かった時よりも増えているのではないでしょうか。なぜ、涙もろくなるのか……。それには理由があるのです。

「感動して泣く」ということは、ドラマや映画のストーリーのなかに自分の意識が入り込み、登場人物の気持ちになりきって泣くということです。つまり、自分以外の他人に対する共感が、涙を誘っているということです。

そして、こうした共感性は、経験の浅い若者や子どもよりも、経験や苦労を重ねたミドルエイジのほうが高いため、年を重ねると涙もろくなるのです。

キレイを保つための習慣

たまには1人で感動ストーリーに涙する

ドラマを見ていて、涙が出そうになった時はガマンせず、思い切り泣きましょう。そうすれば、気持ちをリフレッシュさせることができます。

一方、泣きたいのに、無理にガマンすると、それが新たなストレスとなり、逆効果になります。「人前で泣くなんてできない」と、映画館で涙をこらえている人は、ストレスをためていることになるのです。

ストレス解消のために泣くなら、誰にも見られないように、部屋に1人でこもり、感動的なストーリーの映画やドラマを見ましょう。人目を気にせず、心おきなく泣けます。家族が寝静まってから、こっそりDVD鑑賞するのもいいかもしれません。

特に、寝つけない夜には、DVDや録画しておいた映画などを見て泣くのがおすすめです。感動して泣き、副交感神経が優位になると、眠気をもよおしやすくなります。涙を流すことは、不眠解消にもつながるのです。

65歳に見える女《ひと》
興味は狭く深く

35歳に見える女《ひと》
興味は広く浅く

今日一日、自分がどんなことを考えたか思い返してみてください。家にいる時は夫や子どものことを考え、職場では仕事に没頭し、実家に寄った時には、老親の健康状態の心配をしたかもしれませんね。多くの人は、そんな日常の繰り返しではないでしょうか。

同年代の友人と話をしていて、話題の乏しさにがっかりさせられることがあります。夫の悪口、姑の陰口、共通の知り合いのよからぬ噂話等々。人を批判し、おとしめるような話題ばかりに花を咲かせ、建設的な話は皆無。聞いているだけでストレスがたまってしまいます。

若い頃は、流行のファッションや音楽、芸能ニュースやテレビ番組のことなど、今よりは目を向けている世界がもう少し広かったように思うのですが、年齢を重ねるにつれ、活動領域も、視野も狭まっていくような気がします。

これは女性に特有の傾向なのではないでしょうか。すむ世界がどんどん狭くなり、興味の対象も限定されてしまい、そのなかで鬱々と考えているために、数少ない「登場人物」のあら探しをすることになってしまうのかもしれません。

話題に乏しく、人の悪口や愚痴ばかりの人は、老け込んで見えます。自分の話を聞いてくれる相手に明るい気持ちになってもらおうとするなら、人の悪口などのネガティブな話は避け、ポジティブな話題を提供すべきでしょう。楽しい話題を提供してくれる人とは、また会って、一緒に会話したいと思うものです。

豊かな人生のための「か・き・く・け・こ」

私は、豊かな人生を送るためには「か・き・く・け・こ」が大切だと考えています。「か」は「感動する」、「き」は「興味をもつ」、「く」は「工夫する」、「け」は「けなげに生きる」、「こ」は「好奇心をもつ」ということです。

「感動する」ことそのものが人生のエッセンスになることは間違いありません。しかし、それだけではなく、「感動できるような心をもつ」ことこそが大事だと私は思うのです。人は素直な気持ちでいなければ、感動できません。常に素直な気持ちで、自分にも他人にも接することが大事だと思います。

「興味をもつ」ことは、人間的な成長につながります。社会情勢でも、流行の話題でも、何にでも関心を寄せましょう。そのことが知識を増やし、人間としての幅を広げることにもなります。

「工夫する」ということは、現状に満足せず、よりよい方向に改善していこうとする意識をもつことです。経験豊富なミドルエイジは、つい惰性で物事を進めてしまいがちですが、向上心を忘れず、常に上を目指す姿勢をもち続けるべきでしょう。

「けなげに生きる」とは、謙虚な気持ちで、一生懸命物事に取り組むということです。年を重ねると、なかなかけなげにはなれないものですが、誰に対しても、何に対しても、真摯な態度で臨むことが大切です。

そして、「好奇心をもつ」「恋をする」ことは、若さを保ち続ける最大の秘訣だといえます。新しいことにチャレンジする精神があれば、感性も磨かれていきます。積極性と行動力をもって、自分の人生に新しい道を切り開いてください。

そういう人は、個性と魅力にあふれ、同年代からも、他の年代の人からも慕われ、尊敬されるような存在となることでしょう。

キレイを保つための習慣

興味をもち、多彩な話題で人を楽しませる

65歳に見える女《ひと》
「ときめき」なんて
何年もない

35歳に見える女《ひと》
日常生活に
「ときめき」がある

いくつになっても忘れたくないのが「ときめき」。皆さんは、ときめいていますか。

ある調査では、20代から50代の働く女性のうち9割以上が、若々しく、キレイでいるために「ときめき」は必要と答えています。

しかし、実際に、日頃ときめきを感じている人は、20代から30代までは5割を超えているのに、40代になるとガクンと減って3割台に落ちてしまいます。ところが、50代になると、4割近くに再び上がっていくことがわかりました。

ときめくことができない理由をみてみると、どの年代でも「疲労」と「毎日同じことの繰り返し」が上位にあがっています。仕事や家事など、日々の生活に追われてマンネリ化した暮らしのなかで、疲れやイライラがたまり、ときめく余裕などなくなってしまうということなのでしょう。

仕事や家庭の負担が大きく、疲れやイライラのピークがくるのが40代。そして、その最悪の状況を乗り越えて、50代になると、少し心のゆとりが出てきて、再び、ときめき始めるということではないでしょうか。

つまり、50代は、「ときめき」のチャンスともいえるのです。

ときめきの対象は夫や恋人以外？

前述の調査では、ときめきの対象についても調べています。その結果をみると、各年代で上位を占めているのが「おいしいものを食べること」。ときめきの対象は異性である必要はないのです。

もちろん、夫や恋人にときめいている人もたくさんいるでしょう。憧れのタレントや有名人にときめくのも素敵なことです。しかし、年代が上がるにつれ、ときめきの対象は人ではなくなり、もっと違ったものに変化していくようです。

特に、50代で特徴的だったのは、「本や映画」と「旅行」です。現実の世界から離れ、想像の翼を広げさせてくれるような刺激や経験。それが、本を読んだり、映画を見たり、旅行に出掛けたりして得られるからではないでしょうか。

そのなかで感じる「ときめき」は、おそらく普遍的なものであり、夫や憧れの俳優を慕う感情のように、年月が経って色あせてしまうことはないのでしょう。

対象は、人、異性に限らないということです。おいしい食べ物でも、趣味でも仕事でも、自分がときめくことができるものを見つけることが大切だといえます。

キレイを保つための習慣

映画や旅行でときめく経験をしてみる

「ときめき」を感じる対象が見つからない人はどうすればいいでしょうか。

ときめくことができない原因のひとつと考えられる、「判で押したような生活パターンの繰り返し」からの脱却を図りましょう。例えば、お花屋さんをのぞいてみる、ちょっとしゃれた小物屋さんにより道をしてみるなど、職場と家を往復する毎日に、少し変化をつけてみるのです。

最近、流行っている「朝活」をしてみるのもいいですね。早起きをして、出勤前に、ウォーキングをしたり、趣味の講座を受講したりすると、生活に変化が生まれ、いい気分転換になるでしょう。

休日も休養だけに充てず、お出掛けの予定などを立ててみましょう。生活スタイルが変わることで、ときめきも生まれやすくなります。

一方、疲労や体調不良も「ときめき」の大敵となります。夜、しっかり睡眠をとって一日の疲れを解消することや健康管理も重要なポイントといえます。

65歳に見える女《ひと》
自分の長所が見つからない

35歳に見える女《ひと》
自分の長所を10個言える

「自分の長所と短所をあげてみてください」と問うと、多くの人は短所をたくさんあげますが、長所はほとんど出てきません。これは、日本人に特徴的な傾向だといわれています。長所をたくさんあげると自慢しているように見えるので、抵抗を感じ、みんな自分の長所は控えめに申告するのです。

しかし、こうした態度は海外では通用しません。就職試験の面接で、自分の長所がスラスラ言えない人は、不合格になるでしょう。自信のない人は、能力も低いと見なされるからです。

人前で言うことははばかられるとしても、自分の心のなかで言うことはできるでしょう。あるいは、ノートに書きつけてみてもいいのです。自分の長所を、今すぐに10個あげられますか。

自分の長所を自覚することは、非常に大切なことなのです。なぜならば、現代社会において、自分のアイデンティティを認め、自分には存在している価値がある、社会に必要とされていると実感できる人が少なくなっているからです。

このような、自分を価値ある存在と認める感情を「自尊感情」といいます。日本人には、自尊感情の低い人が多いことがわかっています。自尊感情は、本来、子どもの頃に発達とともに養われていくもので、自尊感情が高い人ほど、いろいろなことにチャレンジしたり、目標に向けて積極的に取り組んだりする能力が高くなるといわれています。

自尊感情が低い人は、好奇心や興味の対象も狭く、物事にチャレンジする意欲も低く、自ら社会での活躍を狭めていくことになります。

自尊感情はほめることで育まれる

自尊感情はほめてもらうことで育まれます。子どもなら、親や先生からほめられる経験によって、自尊感情を育むことができます。逆に、子ども時代にあまりほめてもらった経験のない人は、自尊感情が低くなる傾向があります。

「今さら……」と思われるかもしれません。しかし、50代になっても、自尊感情を養いつつ、自信をもっていろいろなことにチャレンジしたいと思いませんか。そのためには、自分の短所を自覚し、反省したり、改善したりすることも重要ですが、それ以上に自分で自分をほめることが求められるのです。

そこで、「自分の長所を10個あげられますか」と問いかけたのです。もし、短時間であげることができなければ、時間がかかってもいいので、10個、あげてみてください。

どうしても長所が見つからない人は、先に短所をあげてみましょう。短所は裏返すと長所になるのです。短所だと思っていたことを手がかりに、長所として見直すのもひとつの方法です。例えば、「こだわりが強く、あきらめが悪い」という短所は、「物事に根気よく取り組むことができる」という長所に言い換えられます。見方を変えるだけで、短所は長所にもなり得るということです。長所を10個あげられたら、次の日からは、1日の終わりに、今日の自分のよかったところを1個あげて日記に書いてみましょう。1日1個ずつ、毎日続けます。

そして、自分をほめるのと同時に、夫や子どものよかったところもあげてみるといいでしょう。夫や子どもに対しても、普段は不満や愚痴ばかりだった自分に気づくはずです。家族の長所を見直すきっかけにもなります。

キレイを保つための習慣

自分や家族を1日1回ほめてみる

65歳に見える女《ひと》
おかしくもないのに
笑えないと思う

35歳に見える女《ひと》
鏡の前で
笑顔がつくれる

最近、声を上げて笑った記憶がありますか。箸が転んでもおかしかった10代の頃が懐かしいですよね。人間は年を重ねると、笑う機会が減っていくように思います。おなかがよじれるほど笑った経験なんて、もう何年もしていないという人のほうが多いのではないでしょうか。

近年の研究では、「笑い」に健康効果があることがわかってきています。高齢者のケースですが、ほぼ毎日笑う人とほとんど笑わない人では、ほぼ毎日笑う人のほうが、1年後の認知機能は保たれやすいという結果も報告されています。また、笑うと免疫細胞が活性化され、がんの進行遅延や痛みの軽減がみられたという事例もあります。

このほか、ストレスを感じている時に笑うと、ストレス刺激に反応していた脳の神経伝達が一旦リセットされる効果もあるといわれています。ストレスのためにゆがんだ脳の働きが笑いでリセットされることにより、正常化されるのです。つまり笑いには、ストレスから心身を防御する効果もあるということです。

健康効果が高いのは、声を上げて大笑いする笑い方です。大笑いすると、酸素の取り込みも多くなり、思考力や記憶力が向上したり、ストレス解消につながったりするのです。

そうはいっても、大笑いできるような機会はなかなかめぐってこないものです。お笑い番組やコメディ映画を見たり、落語を聞いたりして、意識的に笑える状況をつくり出すようにするといいでしょう。

また、人間は緊張していると笑えません。ストレスを抱え込みすぎないこと、家でくつろぐ時は仕事のことを忘れるよう努めるなど、心身がリラックスできる時間を確保することも大切です。

「つくり笑顔」にも効果あり

それでも「笑えない」という人もいるでしょう。そういう場合は、ぜひ「つくり笑顔」に挑戦してみてください。実は、「つくり笑顔」にも心身をほぐす効果があるのです。

鏡に向かい、口角を上げ、目尻を下げるようにして笑顔をつくってみましょう。この表情をつくるだけで、脳は「笑っている」と錯覚し、快感を引き起こす神経伝達物質を分泌して、楽しい気分が引き出されるのです。不快なことがあった時も、「笑う」真似をするだけで、気分がほぐれてくるものです。「つくり笑顔」には、人を幸せにする効果があるのです。

そして、あなたが笑顔になれば、あなたの周りにいる家族や職場の同僚、友人たちも、連鎖反応を示して笑顔になります。人の笑顔を引き出すことで、その人も幸せな気分にしてあげることができるのです。

さらに、人を笑わせる話術やユーモアをもつことができれば、もっと魅力的な人になれるでしょう。時々、一緒にいる人の心をなごませるのが上手な人がいますよね。それは、周囲の人への気配りができる人なのです。

自分のことで精一杯だったら、周りの人への気配りなどできないでしょう。笑顔をつくれる人、ユーモアのある人、話術のうまい人は、気持ちに余裕があるのです。自分のことしか考えられない50歳ではなく、自分の周りの人が心地よい気分になれるよう配慮できる50歳を目指しましょう。

キレイを保つための習慣

「つくり笑顔」で自分も周りも幸せにする

65歳に見える女《ひと》
昔の自分に戻りたい
35歳に見える女《ひと》
今の自分が好き

年を重ねると、昔が懐かしくなるものです。若くて希望に満ちあふれていた20代、仕事も恋愛も充実していた30代、子育てや家事に追われながらも、ささやかな幸せが実感できた40代。

それに比べて、今の自分は、子どもが自立して生きがいも失い、健康不安を抱えながら、老後の経済的不安にも頭を悩ませる日々。そんなふうに思う人もいるかもしれません。

かつてもっていた若さや美しさ、希望、恋人や夫からの愛情、自分のすべてを注ぎ込んで育て上げた子ども……。それら、失ったものばかり数えていると、ますます老け込んでしまうでしょう。「あれもなくした、これもなくした」と嘆くより、「今の自分には〇〇がある」というように、今、自分の誇れるものに目を向けましょう。

誇れるものは何でも構いません。地域のボランティア活動で、みんなから感謝されているという誇り、精魂込めて育てた植物が花をつけたという誇り、趣味で作っている手芸作品を展覧会に出品したという誇り……。今、自分が輝ける場所でがんばっているという誇りをもってほしいと思います。

明日はもっと「好きな自分」に

「今の自分を誇る」といっても、自分の目で見ると、足りないところがいろいろと気になる人もいるでしょう。

もっと痩せたい、もっとおしゃれになりたい、仕事で認められたい、活動の幅を広げたい、ブログを始めたい……。誰にでも、やりたいこと、伸ばしたいことがあり、それを究めていくことで「なりたい自分」になれるのだと思います。

現在の自分に足りないところを少しずつ補っていきながら、「なりたい自分」に少しでも近づいていければ、それが人生の張り合いになるのではないでしょうか。「こんなふうになれればいいな」と、漠然と思い描くのではなく、実際に今日から、今からできることを、さっそくひとつ、やり始めてみましょう。

痩せるためにダイエットを始める、おしゃれになるためにファッション雑誌を読んだり、ウィンドウショッピングに出掛けたりする、仕事で認められるために、上司に企画を提案してみる、ブログを始めるために、ブログの作り方を勉強する……。とにかく、できることから手を着けることです。

肝心なのは「実行力」。目標に向かって実践し始めた人は、「なりたい自分」に1歩近づいたといえるのです。そして、目標に向かって1歩1歩階段を昇っている自分のことは、何も始めずに愚痴をこぼしているだけの自分よりは、ずっと好きになれるのではないでしょうか。

過去の自分よりも今の自分を、そして、今の自分よりも明日の自分を「好き」といえるようになることが理想です。

「若さ」も「キレイ」も、「若く見せよう」「キレイに見せよう」として、得られるものではありません。

一日一日を大切に一生懸命生きること、謙虚に人の声に耳を傾け、他者への気づかいができること、常に自尊感情と誇りを高くもち、新たなことにも意欲的に取り組むこと。そうした生き方のできる人は、年齢に関係なく、若く、美しい女性だといえるのではないでしょうか。

キレイを保つための習慣

今、自分が誇れるものを見つける

〈著者紹介〉

池下育子（いけした・いくこ）

1953年青森県生まれ。産婦人科医。いけした女性クリニック銀座院長。帝京大学医学部卒業後、帝京大学麻酔学教室助手、国立小児病院麻酔科勤務を経て、東京都立築地産院医長に就任。1992年に池下レディースクリニック銀座（現・いけした女性クリニック銀座）を開業。産科、婦人科のみならず、心と体のトラブルに悩む女性のための女性科、心療婦人内科医として診察にあたる。『女性の病気百科』（主婦の友社）、『こころとからだに効くキレイの医学』（海竜社）、『PMSの悩みがスッキリ楽になる本』（東京書籍）、『あなたはなぜ痩せられないのか』（PHP研究所）など、著書多数。

50歳なのに35歳に見える女《ひと》 65歳に見える女《ひと》

2015年10月19日　第1版第1刷発行
2016年11月1日　第1版第4刷発行

著　者　池下育子
発行者　安藤 卓
発行所　株式会社PHP研究所
京都本部　〒601-8411　京都市南区西九条北ノ内町11
〔内容のお問い合わせは〕教 育 出 版 部 ☎075-681-8732
〔購入のお問い合わせは〕普及グループ ☎075-681-8818
印刷所　凸版印刷株式会社

ISBN978-4-569-82560-1